河南省优秀医学著作
HENANSHENG YOUXIU YIXUE ZHUZUO

吸烟与控烟
XIYAN YU KONGYAN

胡大一　郭继鸿　主审

苟建军　赵　菁　丁荣晶　主编

U0269279

河南科学技术出版社
· 郑州 ·

内容摘要

本书主要包括烟草历史和流行现状、烟草的危害及控烟三部分内容。第一部分溯本追源,介绍了烟草的起源及当今流行状况,烟草成瘾性等,强调了"三手烟"的概念;第二部分深入浅出地科普了烟草对于呼吸、心血管、神经等系统的危害,有利于提高群众对吸烟危害的知晓程度,更有利于防止部分疾病的发生;第三部分从政府宏观层面强调戒烟、控烟的必要性,并且详细介绍了戒烟药物、心理行为、预防复吸、科普教育等内容。本书普及了吸烟危害知识,是一本强调戒烟方法和路径的重要参考书,有利于使戒烟和控烟更面向大众,使控烟行动大众化。

图书在版编目(CIP)数据

吸烟与控烟/苟建军,赵菁,丁荣晶主编. —郑州:河南科学技术出版社,2017.10(2018.7 重印)
ISBN 978 – 7 – 5349 – 8954 – 4

Ⅰ. ①吸… Ⅱ. ①苟… ②赵… ③丁… Ⅲ. ①烟草 –危害性 – 基本知识 ②戒烟 – 基本知识 Ⅳ. ①R163

中国版本图书馆 CIP 数据核字(2017)第 210344 号

出版发行:河南科学技术出版社
　　　　　地址:郑州市经五路 66 号　　　邮编:450002
　　　　　电话:(0371)65788613　65788629
　　　　　网址:www. hnstp. cn
策划编辑:李喜婷　范广红　邓　为
责任编辑:邓　为
责任校对:金兰苹
封面设计:张　伟
责任印制:张　巍
印　　刷:河南瑞之光印刷股份有限公司
经　　销:全国新华书店
幅面尺寸:170 mm×240 mm　　印张:16.25　　字数:310 千字
版　　次:2017 年 10 月第 1 版　　2018 年 7 月第 2 次印刷
定　　价:98.00 元

编写人员名单

主　审　胡大一　郭继鸿

主　编　苟建军　赵　菁　丁荣晶

副主编　李俊明　刘　凯　韩红亚　段健民

　　　　布艾加尔·哈斯木　高　谊　胡　凯

编　委　(以姓氏笔画为序)

　　　　丁荣晶　王力芳　布艾加尔·哈斯木

　　　　刘　凯　李俊明　苟建军　金　华　赵　菁

　　　　胡　凯　段健民　俞晓军　高　谊　韩红亚

秘　书　高　谊

苟建军简介

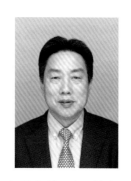

苟建军,主任医师、教授,硕士生导师,郑州大学第一附属医院副院长,河南省卫生和计划生育委员会医院评审专家组成员,中国控烟协会理事。长期致力于医政医务、临床医疗与科研工作。近年来,发表学术论文 20 余篇,出版专著 4 部,其中 2 部专著被评为河南省优秀医学著作,作为主要完成人主持或参与部级、省厅级科研课题 10 项,获得卫生部科技成果三等奖 1 项、省厅级科技成果奖 8 项,国家发明专利 5 项。一直关注疾病防控,率先在全省推广简化控烟模式,2015 年被中国控烟协会授予"中国控烟贡献奖";在全院门诊和病房开展戒烟活动,积极协调各个科室在全院范围内开展吸烟危害和控烟策略宣传,并撰写规则流程与制定戒烟奖罚政策,使控烟防治理念深入人心。以此为主题,设计并完成的"心血管内科门诊戒烟服务的流程化与简化戒烟管理的科普研究"获得河南省科协颁发的"河南省科学技术普及成果奖一等奖"。2015 年,苟建军教授科研团队获得河南省人民政府颁发的"河南省科学技术进步奖二等奖";2014 年至 2017 年,苟建军教授科研团队连续 4 年获得"河南省医学科学技术进步奖一等奖";2013 年和 2016 年分别获得"河南省科学技术普及成果奖"一、二等奖。2016 年 4 月至 2017 年 6 月,作为医疗队长带领中国第十八批援赞医疗队远赴赞比亚开展援助医疗工作。援赞期间,带领队员以高超的医疗技术服务当地医院患者,并组建了中国—赞比亚远程医疗会诊中心,搭建学术交流平台,在提高当地医疗水平的同时,增进了中赞两国的友谊,获得当地政府首次授予的集体"五一劳动奖章"和"健康大使"称号。苟建军教授在医政医务管理和临床科研工作中表现突出,2017 年 8 月获得国家人力资源和社会保障部、国家卫生和计划生育委员会与国家中医药管理局联合颁发的"全国卫生计生系统先进工作者"荣誉,2018 年 4 月获得河南省总工会颁发的"河南省五一劳动奖章"。

赵菁简介

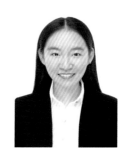

赵菁,中共党员,北京大学医学部临床型博士研究生,心血管内科副主任医师、副教授,硕士研究生导师。研究方向:心律失常诊疗、心血管康复和双心治疗。目前系中华医学会医学信息学分会青年委员、中国心血管预防与康复专业委员会委员、中国控烟协会理事、中华医学会河南省医学科学普及专科分会委员兼秘书、中华医学会河南省心电生理与心脏起搏专科分会青年委员、河南省医院协会病案质量控制学组委员、中国医师人文医学执业技能培训体系讲师、中国医师协会病案管理专业委员会病案质控讲师、国家 GCP 成员。以第一作者或通讯作者身份在核心期刊累计发表论文 37 篇,其中中华系列杂志发表论文 10 篇,发表 SCI 论文 3 篇,其中 Q1 区 Q2 区各 1 篇;主编专著 2 部,参编专著 2 部;以第一完成人身份主持部级、省厅级课题 6 项,第二完成人身份参与部级、省厅级课题 8 项;以第一完成人身份获得河南省医学科技进步奖一等奖 3 项、河南省科学技术进步奖二等奖 1 项;以第一完成人身份获得省厅科技奖励 3 项、市局科技奖励 2 项;以第一完成人身份完成发明专利 13 项、实用新型专利 3 项。荣获中国青少年科技创新奖、中国百佳大学生奖、中国大学生自强之星和首都高校科技创新奖、河南省青年科技创新奖、郑州市青年科技奖、郑州市优秀科技女工作者、北京大学三好学生标兵、北京大学光华奖学金等荣誉,连续 7 年在省级、国家级"挑战杯"竞赛中获得一、二、三等奖,连续 3 年获得北京大学五四青年科技基金并荣获北京大学"挑战杯"科技竞赛二等奖 2 项、三等奖 1 项。2008 年当选北京奥运火炬手,2011 年获得北京大学优秀毕业生称号。热心公益事业,积极参与贫困地区义诊与帮扶,为中国红十字会无偿献血达万毫升,2016 年被国家卫生和计划生育委员会、中国红十字会总会和中央军委联合授予"全国无偿献血奉献奖银奖"。

丁荣晶简介

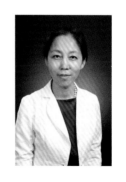

丁荣晶,北京大学人民医院心内科副主任医师,硕士研究生导师,心血管博士后,美国梅奥医学中心心血管专业访问学者,获美国心肺预防康复学会心脏康复专业人员资质认证(CCRP)。主要社会兼职:中国康复学会心血管病专业委员会副主任委员,中国心脏联盟心脏康复预防委员会副主任委员,中华医学会心血管病学分会流行病学组副组长,中华医学会心身医学分会双心学组副组长,中华预防医学会青年分会常委。《中华心血管病杂志》《实用内科杂志》《中国心理卫生杂志》《慢性病杂志》《四川精神卫生杂志》编委。临床工作23年,主要从事心血管病预防和康复个体化治疗、双心疾病、心肌保护、动脉粥样硬化基础临床研究。在国家级核心期刊发表文章60余篇,SCI文章20余篇。参编、参译著作10余部,主编、主译著作6部。主持和参与国家"十二五"科技支撑计划、国家自然科学基金、北京市科委、教育部等课题8项,获中华医学会科技进步三等奖1项、中国康复医学会科技进步一等奖1项,实用新型专利3项。作为主要执笔专家撰写我国心血管领域多个专家共识和指南,包括《心血管疾病患者心理处方中国专家共识》《冠心病患者心脏康复二级预防中国专家共识》《中国心脏康复预防指南》《冠心病患者药物处方专家共识》《冠心病患者运动处方专家共识》《心血管疾病患者戒烟处方专家共识》等。

吸烟成为人们的嗜好，也不过 400 多年历史。但传播飞快，1565 年从法国传入德国，接着传入俄、日、英、印尼、印度及菲律宾等国家。17 世纪以后，吸烟之风传遍了全世界。烟草传入我国，大约在明朝万历年间（1573—1620），由菲律宾的吕宋岛传入厦门，所以当时人们叫它"吕宋烟"。最早种植烟草的是漳州，但也有人认为是先传入台湾，再传入漳州、泉州。李时珍《本草纲目》（1590 年）中没有烟草的记载，但赵学敏的《本草纲目拾遗》（1755 年）中把烟草归入火部，并引张景岳《景岳全书》中"烟草味辛气温，性微热……此物自古未闻，近自我明万历时，出于闽广之间，自后吴楚地土皆种植之"。吸烟时，烟气"能醉人，用时微吸一二口，若多吸，令劝醉倒"，还"须开喉长吸，咽下令其直到三焦。其气上行，则温心、肺，下行则温肝、脾、肾"。

与我国中医利用烟草治病一样，英国电影《国王的演讲》中的一些医生也认为烟草是缓解咽喉不适的良药。"二战"结束前，肺癌已经成为仅次于战争的人类杀手。即使青霉素的发现已经有效减少了肺结核患者的数量，但医院里胸闷、气短进而咯血的患者仍在持续不断地增加。当时医学界对于肺癌的诱因有巨大分歧，大多数医生认为空气污染才是主要因素。1949 年，Richard Doll 和 Bradford Hill 合作进行了一项病例对照研究，通过对癌症患者吸烟史的调查，他们宣布吸烟和肺癌之间有关联。其后 20 多年，他们进行的队列研究进一步加强了这一结论的因果关系。他们的成果第一次向全世界揭露了烟草的邪恶嘴脸,使它从良药沦为毒品,并为控烟行动提供了科学依据。不仅统计结果震惊当时流行病学界,统计方法也成为流行病学经典理论之一。Richard Doll 本人也因此戒了烟。

1992 年 WHO 发表的《维多利亚宣言》指出:健康是金,如果一个人失去了健康,那么他原来所拥有的和正在创造、即将拥有的统统为零!这座健康之桥有四大基石:合理膳食、适量运动、戒烟限酒、心理平衡。中国正在全面迈向小康社会,随着人们生活的改善,越来越多的人开始关注健康,电视养生节目火爆。现实中,却是不少人边吸烟边吃大把保健药品。《2015 年中国成人烟草调查报告》显示,中国 15 岁及以上成人吸烟率为 27.7%。男性吸烟率为 52.1%,女性吸烟率为 2.7%。按照 2014 年年底全国人口数据进行推算,中国 15 岁及以上吸烟者为 3.16 亿。因此,在中国实施全面加强控烟行动迫在眉睫。著名心血管病专家胡大一教授,作为国内最早开展冠心病支架介入治疗的专家,在经治成千上万例患者之后,开始大力呼吁控烟。名医再牛,治疗患者有限。而控烟成功,则可以拯救数以百万计的人。这也是本书编撰的主旨。

全书分为概述篇、危害篇和控烟篇三部分。第一部分从烟草的起源、化学成分、流行现状、成瘾性等多方面介绍,提及烟草与药物、饮酒的协同作用和第三手烟概念;第二部分在介绍烟草的危害时,除了人们都知道的与吸烟有关的呼吸系统疾病外,还侧重讲述了知晓率不高的烟草危害,比如心血管系统疾病如高血压、高脂血症、冠心病、心律失常等,这是本书一大亮点;第三部分则是在控烟环节,从政府宏观层面,到综合措施如戒烟药物、心理行为、预防复吸、科普教育,医务人员参与戒烟的重要性几个方面论述,将控烟行动具体化,有较强的可操作性。

本书深入浅出,不但有各种通俗内容介绍,也有一些疾病机制探讨。本书适合普通民众、控烟工作者、科普人员、疾控中心人员、临床医生、医学生等阅读。书中如有不完善之处,请及时向编者指出。

小太阳编委会

2017 年 5 月 4 日于北京大学

前言二

这是一本全方位介绍吸烟的流行趋势，以及吸烟与疾病相关性的书。

风起于青萍之末。烟草风靡于全世界，最早起源于地理大发现的过程中，前往新大陆的探险者发现印第安土著手里点燃着木炭和草叶。这种芳香的烟叶被带回欧洲，在其后相当长的时间里，烟草被作为治疗牙痛、口臭、感染性疾病等疾患的药物，甚至被部分人宣传为包治百病的灵丹妙药。两三百年后，医学界才真正认识到烟草对人体的伤害，尤其是 1828 年，德国的两位化学家首次从烟草中分离出一种重要的活性毒物——尼古丁。

尽管对烟草毒性方面的研究日渐深入，但是全世界范围内的烟民仍逐渐增多。尤其在动乱或战争年代，烟草成为片刻避世、享受愉悦的重要工具，其对人体的毒副作用显得微不足道。但是，随着社会普遍生存寿命的延长与生活质量的提高，与吸烟相关的全身多系统疾患逐渐成为严重的卫生和社会问题，烟草的本来面目才真正"图穷匕见"。

尽管烟草工业技术已经不断向健康、绿色倾斜，但是烟草烟雾中的数千种化学成分，仍然在长期的吸食中无孔不入，对机体心血管系统、呼吸系统、神经系统等造成不可逆的损害。吸烟已被认定为几乎所有常见疾病的重要危险因素。除主动吸烟以外,被动吸烟如"二手烟""三手烟"造成的危害也还有待进一步重视和宣传。

烟草依赖已被明确为一种具有诊断标准的慢性疾病(国际疾病分类ICD-10编码:F17.2)。因此,个人角度的戒烟,以及社会国家层面的控烟的重要性不言自明。我国的烟草防控形势不容乐观。尽管随着国家层面《临床戒烟指南》的制定,控烟宣传力度的加大,各地"禁烟令"的推出,以及戒烟药物、戒烟门诊的普及,全社会的控烟工作已经有了长足的进步。但是,烟草依赖的严重后果仍然吞噬着无数健康的生命,并强烈叩击着每一位有社会担当的医疗工作者的心灵。

这本书的编者群体都是在一线工作的临床医生。在临床和科研工作中,我们深深认识到烟草的危害。本书所涵盖的内容非常广泛,从烟草的成分到烟草依赖的机制,从烟草相关的各系统疾患到烟草依赖的心理原因,从微观层面的个人戒烟和医务人员协助戒烟到宏观层面的国家控烟措施,都有较为通俗而不失学术水准的叙述。如果这本书能对烟草和戒烟工作感兴趣的广大医务人员有所裨益,我们深感荣幸。

由于本书编写时间较为仓促,文中可能会有错漏之处,恳请广大读者惠赐指正。

北京大学人民医院　胡大一

2017 年 9 月 20 日

目录

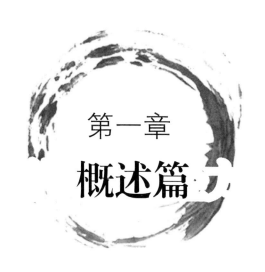

第一章

概述篇

第 一 节

烟草及其制品的起源与发展

一、烟草的起源和传播

烟草属于茄科(Solanaceae)的烟属(Nicotiana),目前已发现的烟属有 66 种,主要发现于美洲、大洋洲及南太平洋的少数岛屿。烟草的历史十分悠久,公元 432 年,在位于墨西哥贾帕思(Chiapas)州倍伦克(Palengue)地区一座神殿内建起了一座展现玛雅人在举行祭祀典礼时头人吸烟和教士通过管状烟斗喷烟形象的薄浮雕。此外,考古学家在美国亚利桑那(Arizona)州北部印第安人穴居的寓所里发现了遗留的松散烟草和烟斗中吸剩下的烟灰,年代约为公元 650 年,经分析这些遗物含有烟碱。

因为烟草含有使人兴奋和陶醉的烟碱,有十几种被土著居民用于举行宗教仪式、医治疾病或获得快乐。多数的烟草种或全部种的自然分布,在白人到达美洲之前,已经被人工栽培并扩散开,它们被制成嚼烟、鼻烟、斗烟、雪茄烟或芦苇卷烟。

有明确文字记载的烟草历史是从哥伦布发现美洲大陆开始的。1492 年,克利斯托弗·哥伦布(Christoper·Columbus)率领船队横渡大西洋,在西印度群岛的圣萨尔瓦多登陆,发现了新大陆,最后到达古巴、海地。1492 年 10 月,他和同伴们到达圣萨尔瓦多的瓜拉尼岛时,看到"无数人,男男女女,手里拿着火把和草叶在吸"。经过调查,原来是当地居民把一种草叶(烟草叶)卷在玉米叶里抽吸。在哥伦布的日记里有一段记载:"星期一,10月25日,在海上,约在圣大马利亚岛与裴南第大岛之间,遇一人驾独木舟由圣大马利亚岛驶往裴南第大岛,其人携土制面包一块,其大如拳,水一瓢,红土少许,粉碎后搓揉,外加干叶,这些干叶在伊等心中极具价值,在圣萨尔瓦多曾馈我少许……"

由以上的证据和记载可知:烟草原是美洲的一种特有植物,而吸食烟草的习惯也自然源于美洲。1492年以前,烟草还不曾为植物学家所知,在其他大陆上也未发现。但是,这个观点引起过不少争论,有的历史学家推断烟草原产于中国,是远在冰河时期从亚洲传到北美洲的阿拉斯加,后又从北美洲传到南美洲。也有人认为,烟草是由非洲传到美洲的。有关烟草起源的说法很多,但是很多说法都缺少足够的历史和其他方面的证据。所以烟草原产于中南美洲这一说法由于有相关证据的支持而得到世界各国烟草专家的认可。

大航海时代,随着航海技术的发展和交通的便利,烟草逐渐传入世界各地。1531年西班牙人从墨西哥引进烟种,开始在海地种植,并在附近岛屿上扩种。1545年有书曾记载加拿大人有吸烟的习惯,1558年巴西有关于烟草的记载。1612年美国人John·Rolfe首先在弗吉尼亚州的詹姆斯敦(Jamestown)种植烟草,马里兰州大约是在1631年开始种植烟草。

1558年航海到美洲的水手葡萄牙人高斯,第一次把烟草种子带到葡萄牙,并把烟草种在首都里斯本。1559年烟草被引种到西班牙。1560年法国驻葡萄牙大使Jean·Nicot将烟草种子带回法国,并宣传其是一种药用植物,在庭院作为观赏植物来试种,后来又把烟草献给皇后卡萨琳,从此皇后开始迷上鼻烟,并称其为尼可特草,烟草在法国上层社会也风行起来,并且把烟草中所特有的一种刺激物称为尼古丁(Nicotine)。1753年,植物分类学家Linnatue就用这个词作为烟草属的属名(Nicotiana)。以后又由葡萄牙人于1561年将烟草传入意大利,1565年传入英国,1600年传入德国、瑞士和荷兰,从而逐渐传遍欧洲。

15～16 世纪烟草由西班牙和葡萄牙在掠夺殖民地过程中传入非洲。1560 年葡萄牙人把烟草引入东非,1652 年引入南非,传入西非可能更早一些。至于中非的现代烟草主产国家,引种烟草的时间要晚得多,1889 年马拉维引种烟草,1893 年津巴布韦引种烟草。

大洋洲当地本来就有烟草,但这些烟草只是烟草属中的几个野生种,如香花烟草等,只是作为观赏植物。大洋洲曾是英国的殖民地,现在种植的普通烟草可能是由欧洲传入的。

16 世纪前后,烟草传入亚洲。1565 年西班牙人入侵菲律宾,即把烟草传入了菲律宾。1599 年传入印度,1600 年传入日本,1616 年传入朝鲜,传入中国是在明朝万历年间(1573—1620),尚未发现具体的年代记载。

表1　烟草种植及使用早期大事记

时间	内容
1492 年	哥伦布发现阿拉韦克人,并接受了"干烟草"
1499 年	阿美利哥维斯普西报告在委内瑞拉某岛上有人使用嚼烟
1545 年	在加拿大蒙特利尔附近的伊洛克瓦发现印第安人有抽烟的习惯
1556 年	在法国首次种植烟草并为人们所知
1558 年	在巴西和葡萄牙发现烟草
1559 年	在西班牙发现烟草
1560 年	在中非发现 N·rustica
1565 年	在英国发现烟草
1600 年	烟草开始引进意大利、德国、挪威、俄国、波斯、印度、印度尼西亚、日本、中国及非洲西海岸
1612 年	约翰·沃尔夫在弗吉尼亚州詹姆斯敦首次做商业性种植,供出口
1631 年	烟草生产扩大到马里兰州,并逐渐扩大到其他地区
1650 年	(1)葡萄牙人将烟草带到南非及其他国家 (2)西班牙人将烟草带到菲律宾及其他中美洲和西印度群岛
1700 年	(1)新西兰开始生产烟草 (2)N·tabacum 被引进澳大利亚,(N·suaveolens)在此之前开始种植

注:引自 T. C. Tso,Production,Physiology and Biochemistry of Tobacco Plant,1990.

二、烟草在我国的传播

流行于现代中国社会生活的烟草,即香烟,都属于烤烟型纸卷烟。因为初期的香烟主要依靠海外进口,故而又称为"洋烟"。香烟于晚清传入中国。在刚传入中国的时候,中国还没有普遍的烟草市场存在,只有少数上流社会的人接受这种产品,大多数人对其还是很陌生。在城乡,人们更多的还是吸水烟和旱烟。香烟在那个时代还未正式贩卖,更谈不上流行,但这种情况很快就发生了改变。烟草经销商诱导国人放弃习惯的黄烟、水烟,改吸他们努力推销的纸烟卷,香烟逐渐为中国民众所接受。他们的攻势由沿海各埠到内地,以至穷乡僻壤,廉价销售,烟草广告铺天盖地。在香烟传入中国的最初十年中,市场上大多是从海外进口的香烟,而且这个数字每年都在增长。以上海为例,1899 年从上海输入的卷烟达 70 余种,输入额在 70 万两以上。吸食香烟在当时的城市中已成为一种时髦的风尚。

随着商品市场的繁荣,欧美国家流行的消费主义和享乐主义的社会浪潮也逐渐传入中国,消费逐渐取代了曾经被认为是最重要的生产,成为人们日常生活的核心内容。以吸食烟草为代表的消费主义和享乐主义在中国也找到了市场,香烟甚至成为上流社会身份认同的一种标志或符号,成功转型成为民众日常生活中不可或缺的一部分。

时至今日,这种影响还在起着作用,已融入中国人日常生活的方方面面,甚至出现在一些著名文学作品和影视剧中,烟草被赋予了更加深刻、更加抽象的意义,人类群体通过吸烟行为满足了某种心理、精神需求,吸烟也成为人们表达自己生活态度的一种方式。吸烟甚至被赋予了诸如"成熟""优雅""潇洒""义气"之类的气质,成为维护自己社会关系的一种有效的沟通手段,并逐渐形成了一种特殊的烟草文化。这种文化、态度和对烟草知识的误解无疑对其流行起到了巨大的推动作用。

2008 年世界卫生组织发布报告,在全球范围内共有 13 亿人吸烟,男性约 10 亿人,女性约 3 亿人。到 2025 年全世界的烟民将达到 16 亿。目前,虽然全球烟草的流行模式发生了一定程度的转变,但 13 亿烟民中有 9.3 亿都生活在中低等收入国家和地区,占 71.5%。

随着中国经济的迅速腾飞,作为世界上人口最多的国家,中国在全球公共卫生中扮演的角色越来越重要,但是在中国吸烟行为仍然是中国公共卫生的重要威胁之一,中国在戒烟工作中的角色也越来越重要。中国被认为正处于烟草流行的早期阶段,烟草流行的下降趋势不明显。中国的烟民数量于 20 世纪 80 年代出现了一个快速增长时期,吸烟率以每年大约 2% 的速度上升。2002 年全国人群吸烟和被动吸烟现状调查结果显示,我国成年人群吸烟率为 35.8%,其中男性吸烟率为 66.0%,女性吸烟率为 3.1%。另《2008 年中国控制吸烟报告》显示,我国现有 13 ~ 18 岁青少年 1.3 亿,青少年吸烟者和尝试吸烟者共约 5500 万,占了 42.3%,青少年尝试吸烟率和吸烟率正呈逐年上升趋势,初次吸烟年龄已呈现低龄化趋势。

吸烟有害健康是全球共识,烟草的使用在全球已造成巨额经济损失和劳动力损失,如何采用更加积极的措施来控制烟草的流行,就成为一个目前亟待解决的问题。

参考文献

[1] 张伟.烟民文化研究[J].理论学习,2010,4:47 – 51.

[2] 任晓飞.近代香烟广告的文化解读[D].华中师范大学,2009.

[3] 边疆,孙涓.全球烟草流行趋势及中国医学生烟草使用现状[J].内蒙古医学杂志,2011,43(18):8 – 11.

[4] Han Q, Chen L, Evans T, et al. China and global health[J]. Lancet, 2008, 372:

1439 – 1441.

[5] Gu D F, Kelly T N, Wu X G, et al. Mortality attributable tosmoking in China[J]. N Engl J Med, 2009, 360:150 – 159.

[6] 杨功焕, 马杰民, 刘娜. 中国人群2002年吸烟和被动吸烟的现状调查[J]. 中华流行病学杂志, 2005, 26(2):98.

三、烟草制品和烟草消耗经济学

自人类开始利用烟草以来, 尽管对烟草制品的使用方式没有发生多大的变化, 仍然是吸、嗅、嚼, 但烟草原料的类型却日趋复杂化, 同时随着科学技术的进步, 烟草制品的制造方式发生了根本的改变。另一方面, 人们对烟草制品的消费需要和口味也不断地变化着。因此到目前为止, 世界上烟草制品众多, 类型各式各样。我国根据烟草制品所用的烟草类型、制品形态以及使用方法的不同把烟草制品分为卷烟、雪茄、鼻烟、嚼烟、斗烟和水烟六类。

卷烟是将烟叶切成烟丝, 以卷烟纸卷制而成的烟草制品。尽管在各类烟草制品中卷烟的历史较短, 但由于其具有携带方便、抽吸容易等优点, 因而发展很快。现在卷烟已成为一种应用最广泛的烟草制品。按其使用的原料类型、颜色及香味风格, 可分为烤烟型、混合型、香料型等。

雪茄烟的传统概念是指全部用雪茄烟叶卷制而成的烟草制品。其特点是香气浓郁, 吸味丰满, 劲头大, 碱性烟气, 焦油与烟碱比值小。

鼻烟是一种靠鼻孔嗅吸的烟草制品。它的原料在国外主要为明火烤烟和深色晾烟, 偶尔也掺用烤烟, 北非的鼻烟则是以黄花烟作为基本成分, 我国则主要用晒红烟和黄花烟生产鼻烟, 近年来鼻烟的产量在逐渐下降, 国外以美国、巴基斯坦、南非和阿尔及利亚生产较多。

嚼烟是嚼用的烟草制品。其历史也较早, 在西方各国较为流行。多在不宜点火的地方, 例如矿井、林区或舰艇上使用。在亚洲则流行于吃槟榔果和胡椒叶的地区,例如印度、缅甸和马来群岛。方法是用烟叶加点香料和槟榔子粉一起嚼用。在英美诸国,它的产量在19世纪达到最高峰,到了20世纪初随着卷烟的兴起,产量逐渐下降。

斗烟是用烟斗抽吸的烟草制品,斗烟所使用的烟草原料极为广泛,除少数地区和类型外,世界上所有烟叶产区所生产的烟草类型均适于制造斗烟。斗烟的特点是香气芬芳,吸味浓厚,燃烧性好,颜色较深。

水烟是用水烟工具来吸用的烟草制品。这是我国传统的一种烟草制品类型,原来在亚洲各国颇为流行,现已多被卷烟代替。

烟草不仅仅是生理上的有害品,还属于经济学意义上的有害品,即它不仅对人们的身体有害,而且烟草的消费者(吸烟者)偏好存在问题,即吸烟者对烟草的效用评价过高。吸烟者对烟草产品的消费,明显地存在着行为上的非理性。一方面,从开始吸烟的行为来看,相当一部分人明知吸烟危害健康,烟草有致瘾性,但因为这种对健康的危害和致瘾性不是立竿见影的,因而,消费者往往过高估计了吸烟的效用而过低估计了吸烟的成本(因健康问题产生的成本),从而选择了吸烟,选择开始吸烟这一行为是非理性的。另一方面,从吸烟致瘾后的行为来看,致瘾后的吸烟者明知道吸烟危害健康,但由于心理上和生理上对烟草的依赖,难以成功地放弃吸烟行为,因而,对于已经致瘾的吸烟者来说,对放弃吸烟这一行为的收益和成本的评价与非吸烟者的评价已经完全不同了。出于对烟草的生理和心理依赖,吸烟者对放弃吸烟的成本的估计会高于非吸烟者,而对放弃吸烟的收益的评价会低于非吸烟者。因此,烟草致瘾者对烟草的依赖,是一种非理性的行为,他们对烟草的效用评价高于社会的评价。而且,这种成瘾性本身侵犯了个人权利,它导致烟草成瘾的个人丧失了作出提高自己福利的理性选择的能力。

由于烟草的有害品属性,一部分人对它的效用评价偏高,导致消费量的偏高;又由于烟草的消费具有负外部性,消费者承担的成本低于社会成本,导致烟草的消费量偏高;同时,由于烟草消费中存在信息不完全,消费者对吸烟的危害认识不足,也导致烟草的消费量偏高。而且一般来讲,低收入群体比高收入群体具有更高的吸烟率,因此吸烟也是导致贫富差距扩大的一个重要因素。此外,由于烟草消费而引发的疾病,造成了庞大的治疗费用和误工生产力损失,给社会带来的经济损失十分巨大。

正是由于这些市场缺陷的存在,政府必须采取有效的措施,控制烟草的消费,对市场缺陷所造成的效率损失进行纠正,以减少烟草给社会带来的危害。

四、新型烟草制品

随着近年来世界各国控烟力度的加强,烟草发展环境发生了重大变化,烟草结构正朝着多样化和无烟化的方向发展,出现了许多新型烟草制品。

新型烟草制品是相对于传统的卷烟产品而言的,类型比较复杂,并且随着技术创新的不断发展其类型也会相应增加。

新型烟草制品主要有电子烟、低温卷烟、无烟气烟草制品等。其共同的特点是:①不需要燃烧,极大减少了因燃烧产生的焦油和其他有害成分,相比传统卷烟危害性较小;②不会产生二手烟气,不会对公共环境和他人健康产生影响,在一定程度上缓解了吸烟和公共场所禁烟的矛盾;③含有烟草成分,能在一定程度上适应和满足消费者的生理需要。

电子烟,又称电雾化卷烟,是一种通过电子加热手段向呼吸系统传送尼古丁的电子装置。主要由锂电池、烟弹(内装有烟液)、加热丝、压力传感器、控制电路板、发光二极管等元件组成,这种装置本身很简单,其外表与传统的香烟相似,但不含烟叶,而是装有电池和发光二极管。在使用时气敏元件可以通过感应吸烟者吸气的压力变化而连通电源,这时发光二极管会发出模拟的火光;同时,加热器使烟液气化形成雾气,让吸烟者能感受到和吸食香烟类似的体验。

低温卷烟利用特殊热源对烟丝进行加热,加热的温度最高不超过500 ℃,烟气有害化学成分和生物毒性大幅降低,从而显著减少了对人体和环境的危害。传统卷烟燃烧一般需要达到900 ℃左右,在燃烧和裂解的过程中会释放出近6 000种化学物质,这其中大约只有1/3是来自烟草自身,有2/3的化学物质是经过燃烧后新产生的,包括一些像多环芳烃类、一氧化碳、氮氧化物、烯烃类物质等对人体有害的物质。这些有害成分经烟气被人体吸收后会危害吸烟者的健康,还会释放到环境中带来"二手烟"的问题;有研究表明,尼古丁和多数烟草香味成分在较低温度下(300~500 ℃)就可以转移到烟气中。所以把卷烟温度降低到600 ℃以下(烟草燃点约为700 ℃),烟气中多种有害成分可以大幅度降低,香味成分受到的影响也相对较小。

无烟气烟草制品是指未经燃烧过程而直接通过口腔或鼻腔吸食消费的烟草制品,主要通过口含、吸吮、咀嚼烟草的方式为消费者提供满足感,包括口含烟、鼻烟、嚼烟等。

烟草流行情况及当前现状

一、烟草在世界的流行情况

吸烟是可以预防的主要死亡原因,估计每年导致全世界500多万人死亡,其中大多数发生在中低收入国家。如果不采取措施,未来几十年中这些国家与高收入国家在死亡人数上的差距将进一步拉大。假设目前的趋势持续下去,到2030年时烟草每年将导致全世界800多万人死亡,而且这些过早死亡中的80%发生在中低收入国家。

需要指出的是,吸烟者不是烟草使用的唯一受害者。"二手烟"同样也具有严重的,甚至常常是致命的健康后果。非燃烧性烟草制品同样具有很高的成瘾性,并能增加头颈部、食管和胰腺等多个部位的患癌症的可能,以及多种口腔疾病。证据显示,某些形式的非燃烧性烟草产品还可能增加心脏病和低出生体重的危险。

烟草使用在低收入国家的增长速度是最快的,一方面这是由于这些国家的人口一直保持稳定增长,另一方面则是烟草企业的大力营销,保证了每年都有几百万人吸烟成瘾而加入烟民队伍。预计到2030年,全球烟草相关死亡中80%以上都将被中低收入国家所占据。

目前年龄在 30 岁以下的中国男性中,将有一亿人死于使用烟草。在印度,中年男性的死亡有四分之一都是由吸烟引起的。这一人群中吸烟者的数目随人口增长不断增加,相应的死亡人数也会不断上升。烟草向那些人口增长和烟草使用潜力较大,同时医疗卫生服务条件较差的发展中国家转移的趋势最终会演变成前所未有的高疾病、高早亡的态势。

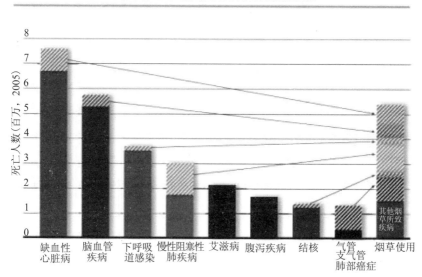

烟草使用是世界八大死因中六种的危险因素

图 1　烟草使用的危险因素

注:根据各死因柱形的颜色标注的阴影区域表示与烟草使用有关的死亡比例。

*包括口腔癌、口咽癌、食道癌、胃癌等。

来源:WHO《扭转烟草流行系列政策 MPOWER》

根据图 2 我们可以知道:近年来全世界成人吸烟率呈下降趋势。从全球范围来讲,成人吸烟率由 2007 年的 23% 下降到 2013 年的 21%,其中男性由 38% 下降至 36%,女性由 8% 下降至 7%。值得注意的是高收入国家不仅吸烟率最低,而且下降幅度最大。

CURRENT ADULT TOBACCO SMOKING PREVALENCE, 2007—2013

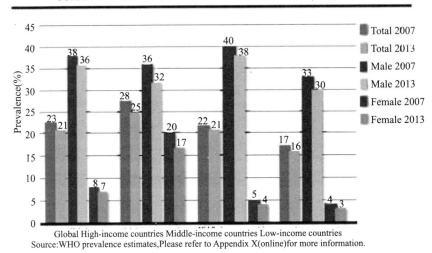

图2 2007—2013年成人吸烟率

来源:2015年世界卫生组织(WHO)全球烟草流行报告

WHO于2003年5月提出的《国际烟草控制框架公约》(以下简称《公约》)为全世界各国(尤其是WHO成员国)控烟工作提供了原则与框架。2008年WHO进一步提出《扭转烟草流行系列政策MPOWER》,其中M代表监测(Monitor),监测烟草使用;P代表保护(Protect),保护人们免受烟草烟雾危害;O代表提供(Offer),提供戒烟帮助;W代表警示(Warn),警示烟草危害;E代表执行(Enforce),全面禁止烟草广告促销和赞助;R代表提高(Raise),提高烟税。该系列政策是以《公约》中提出的已被证实可有效降低吸烟率的措施为基础而制定的,旨在帮助各国实现对《公约》做出的承诺,将全球一致的反烟呼声变成全球性的反烟现实行动。

我国政府于2003年11月10日签署了《公约》,2006年1月9日《公约》在我国生效。为积极履行《公约》,2007年1月国务院批准成立了由8个部(委、局)组成的中国履约部际协调机制,负责协调全国的履约工作。

二、烟草在中国的流行情况[非医务人员、医务人员、青少年、女性(孕妇)、中老年吸烟问题]

《2015 年中国成人烟草调查报告》显示,中国 15 岁及以上成人吸烟率为 27.7%,其中男性为 52.1%,女性为 2.7%。按照 2014 年年底全国人口数据进行推算,中国 15 岁及以上吸烟者为 3.16 亿人。

不同年龄组人群现在吸烟率差别较大。男性中,45~64 岁年龄组吸烟率最高,为 60.0%;15~24 岁年龄组最低,为 36.5%。女性吸烟率随着年龄增加而增加,65 岁及以上年龄组最高,为 6.9%;15~24 岁年龄组最低,为 0.5%。

城市男性吸烟率为 49.0%;农村略高,为 55.4%。女性城、乡吸烟率差异不大,分别为 2.7% 和 2.8%。

不同教育水平人群吸烟率差异较大。男性中,初中教育水平人群吸烟率最高,为 61.3%;大专及以上教育程度男性最低,为 41.9%。女性中小学及以下教育程度最高,为 4.8%;大专及以上教育程度最低,为 0.9%。

不同职业人群吸烟率有所差异。吸烟率最高的是企业、商业、服务业的工作人员,为 33%,最低的是家庭主妇(夫),为 4.7%,值得一提的是医务人员的吸烟率是 14.6%。

吸卷烟者占所有吸烟者的 96.4%,男性为 96.7%,女性为 89.9%。65 岁及以上人群吸卷烟的比例最低,为 82.5%。

人群每日吸烟率为 23.7%,男性为 44.8%,女性为 2.0%。吸烟者中 85.4% 为每日吸烟者,男性为 86.1%,女性为 72.7%。

吸烟者中,教育程度越高,每日吸烟者的比例越有下降的趋势。大专及以上教育程度的吸烟者中,每日吸烟者占 79.6%;小学及以下教育程度为 88.5%。

目前吸卷烟者的日平均吸烟量为 15.2 支,男性为 15.5 支,女性为

10.2支。

不同年龄组人群日平均吸烟量不同。男性中,15~24岁年龄组日平均吸烟量最低,为10.9支;45~64岁年龄组最高,达到18.1支;65岁及以上年龄组又降至13.1支。女性中,25岁及以上年龄组日平均吸烟量在8.3~13.2支之间。女性年龄组间没有显著差异。

不同教育水平人群的日平均吸烟量有所差别。男性中,大专及以上教育程度日平均吸烟量最低,为12.7支。女性教育水平分组样本量太少不予计算。

进一步分析每日吸卷烟者的日平均吸烟量,结果显示,每日吸卷烟者的日平均吸烟量为17.1支。48.8%的人日平均吸烟量为15~24支,小于5支的仅占4.4%。

随着年龄增长,每日吸卷烟者的日平均吸烟量有所不同;15~24岁年龄组为13.1支,25~44岁年龄组为17.0支,45~64岁年龄组为19.4支,达到最高,65岁及以上又下降至14.4支。城乡之间及各类职业间差异不大。

2015年我国人群吸烟水平与五年前相比没有变化,男性吸烟率仍然处于高平台期,15岁及以上男性吸烟率高达52.1%。尽管近些年开展了大量控烟活动,已有18个城市制定了接近《公约》要求的地方性无烟环境法规;卫生计生系统在全国开展了控烟宣传教育工作以推进戒烟服务在全国医疗卫生机构开展。但是,一系列有效降低人群吸烟率水平的策略、措施并未得到有效实施,我国的卷烟税率还远未达到WHO的建议水平;虽然有部分城市出台了地方性禁烟法规,但是90%的人还没有得到保护;图形警示上烟包这一最符合成本效益的控烟宣传方式在我国还未被运用;再加上烟草的高度成瘾性给戒烟带来极大的困难,这些都最终导致了我国目前成人吸烟率居高不下的现状。

烟草的化学成瘾性

一、烟草的化学成分和种类

在20多年前的统计中,烟叶中被鉴定出的化学成分约有3 000 种,而烟草烟雾中则约有4 000 种。随着烟草化学科学的不断发展,新的化学成分被不断发现,目前已明确的烟草烟雾化学成分已超过7 000 种。而据毛细管气相层析等某些研究方法推测,目前在烟叶和烟气中已鉴定出的数千种化学成分仅是总成分中的一小部分,在烟叶、烟气中的化学成分可能多达数万种。对烟叶及烟气中所有化学成分进行鉴定,并阐明它们各自的生物学作用,将是一件极其繁复但是意义重大的研究工作。

烟叶中的主要成分包括以下几类:

糖类作为光合作用的主要产物,在烟草植物体中的含量可达干重的25% ~50%。糖类在烟草生物体中起着基础性作用,包括:①糖类提供了烟草生长发育中的主要所需能量,是植物细胞和组织的最重要营养物质;②糖类尤其是多糖,在烟草植物体从根茎到叶片中充当骨架物质,例如细胞壁中的主要成分纤维素,以及细胞间隙中的果胶成分等;③糖类是合成其他有机物质如蛋白质、核酸、脂类等的基本原料,合成这些物质大多离不开糖类作为原料。

含氮化合物包括蛋白质、游离氨基酸、生物碱、叶绿素、硝酸盐和其他含氮杂环化合物等。烟草植株从土壤中吸收铵盐或硝酸盐,在烟草根系和绿叶中还原成氨,再形成各种氨基酸和蛋白质等有机含氮化合物。蛋白质通常以纯蛋白质或复合蛋白质存在,前者是指单纯蛋白质成分存在,后者则是纯蛋白质与非蛋白质成分(如多糖、脂类、核酸等)相结合存在。在蛋白质中,酶的催化作用在烟草植株维持生命代谢中不可或缺,而糖类、脂类物质与蛋白质结合可成为糖蛋白、脂蛋白等相应成分而发挥重要的生物学作用。植物维生素、植物激素等含氮化合物则对烟草植株的生长发育起着重要的调控作用。此外,以游离形式存在的非蛋白氨基酸则在化学防御等过程中发挥效用。

烟草生物碱通常是与无机酸或有机酸结合成盐而存在于烟草体中,少量以游离碱的状态存在,也有少数生物碱分别以糖苷、酯或酰胺的状态存在。烟草生物碱的含量和分布与品种、氮用量、部位、季节、自然环境或人为的技术措施等多种因素有关。目前已知的烟草生物碱包含数十种。按照分子结构进行划分:一类是吡啶与氢化吡咯相结合的化合物,如烟碱(尼古丁)、去甲基烟碱(降烟碱)、去甲基去氢烟碱(麦斯明)等;另一类是吡啶环与吡啶或氢化吡啶环相结合的化合物,如假木贼碱(安那培新)、N - 甲基假木贼碱(N - 甲基安那培新)、新烟草碱(安那他品)等。此外,还有异烟碱、尼可托因、N - 氧化烟碱等。在这些烟草生物碱中,烟碱最为重要,约占烟草生物碱总量的95%以上,其次是去甲基烟碱、新烟草碱、假木贼碱等。

烟草色素主要有:叶绿素 a、叶绿素 b、叶黄素、新黄质、紫黄质和 β - 胡萝卜素。这些色素的总量和组成随着烟草的类型、品种、生长阶段和加工处理方式等不同而存在差异。此外,在烟叶的调制和发酵过程中,还会有部分黑色素的产生。

除了上述物质以外,还有数量庞大的有机酸(如:乙酸、甲酸、苯甲酸、脂肪酸、柠檬酸、苹果酸、草酸),酚类(苯酚、苯甲酚、苯二酚、香豆酸、阿魏酸、绿原酸、黄酮类),甾醇类(豆甾醇、谷甾醇、菜子甾醇、胆固醇)以及萜类、吡咯类、吡啶类、呋喃类、吡嗪类等有机化合物。此外,多种矿质元素如磷(P)、钾(K)、钙(Ca)、镁(Mg)、铁(Fe)、锰(Mn)、钼(Mo)、铜(Cu)、硼(B)、锌(Zn)、碘(I)、硒(Se)等元素存在于烟草中,发挥着相应的植物生理作用。

二、烟草烟雾各成分对人体的危害

在目前 7 000 余种已知的烟草烟雾化学成分中,已有 250 余种被发现对身体有害,其中至少约 70 种被明确有致癌作用。其中,较为经典的主要有害物质包括:尼古丁、焦油、亚硝胺、一氧化碳、放射性物质与其他有害及致癌物质。以下分别论述。

1. 烟碱(nicotine)

烟碱俗称尼古丁,是一种茄科植物所特有的生物碱类,具有刺激性味道,味辛辣、呛喉,为无色透明的油质液体,挥发性强,在空气中极易氧化成暗灰色,能迅速溶于水及酒精中。烟碱极易通过口鼻、气管及支气管黏膜而为身体所吸收。吸收后可立刻进入大脑,通过呼吸道的摄入效率几乎与静脉注射相当。粘在皮肤表面的尼古丁亦可被吸收渗入体内。尼古丁在人体肝内的主要药物代谢酶是 CYP2A6,因此该酶活性水平直接影响体内尼古丁代谢速率及维持尼古丁水平的烟草需要量。而且在部分研究中,CYP2A6 被认为可能是影响个体吸烟行为的影响因素之一。血液中尼古丁清除较慢的吸烟者,因只需少量吸烟即可维持体内尼古丁的水平,故吸烟量较少或可不产生烟草依赖。

尼古丁作用于烟碱型乙酰胆碱受体(nicotinic acetylcholine receptor,nAChR),

主要是自主性神经和中枢神经的接收器。在低浓度情况下,尼古丁可增加这些受体的活性;而在高浓度时,则以抑制效应为主。因此在普通吸烟者中,尼古丁进入人体主要发挥兴奋性作用,如:四肢末梢血管收缩、心跳加快、血压上升、呼吸变快、精神状况改变(如变得情绪稳定或精神兴奋),并促进血小板聚集,成为诱发心血管事件、脑卒中、高血压等疾病的重要危险因素。

尼古丁是烟草中导致及维持吸烟依赖行为的主要生物活性物质。尼古丁成瘾性和吸烟行为是一个复杂的、多因素作用的行为过程,有多种不同分子靶标的参与(尚可涉及 DA 受体、N - 胆碱受体及其他参与尼古丁代谢的酶),受基因多态性、环境和个体因素调节。

目前还没有证据表明尼古丁能够直接引起癌变,但越来越多的研究表明尼古丁在肿瘤的发展过程中发挥重要作用。在吸烟人群肺癌高发的诸多因素中尼古丁可能具有:①导致吸烟人群对吸烟的成瘾性,使得其持续、反复吸食,增加了焦油中化学有害物的致癌性;②机体吸收尼古丁后其直接作用或间接代谢产物促进早期不可检测癌变细胞的增殖,缩短了癌变发生的周期;③直接促进癌变组织的增殖或转移。

尼古丁可以促进血管内皮细胞生长和增殖并且抑制其凋亡,促进血管网生成。

2. 烟焦油(Tobacco tar)

烟焦油是烟草燃烧时产生的多种气体和物质的混合物,可在烟嘴内积存为棕色油腻物,其中包含有大量多环芳烃(如苯并芘、酚类等),以及甲醛、甲醚、胺、亚硝胺、氰化物、砷、镉等多种有害物质。

烟焦油对人体的危害首先表现为致癌性。其中苯并芘是烟焦油中最主要的致癌物质,具有强致癌作用,能诱发人体细胞发生致癌突变,抑制人体免疫系统的肿瘤监视功能。另外,烟焦油对血管粥样硬化的致病作用也越来越被重视。烟焦油等成分可促进动脉血管内皮的炎症反应,进而显著加速动脉粥样硬化的进程,导致心脑血管事件如冠心病、脑卒中等的患病风险明显增加。

3. 烟草特异亚硝胺(tobacco - specific nitrosamines,TSNA)

目前世界上已发现 300 多种 N - 亚硝胺对动物存在致癌性。烟草制品中的 N - 亚硝胺是由胺类与亚硝酸或氮氧化物作用而生成。这些 N - 亚硝胺可以分 3 种:①挥发性亚硝胺;②非挥发性亚硝胺;③TSNA。其中,TSNA 是由烟草内源性生物碱通过亚硝胺化作用而产生的,只存在于烟草、烟草制品和烟草烟气中的亚硝胺类化合物,目前尚未在其他食品中发现。研究表明,TSNA 具有较强的致癌性,目前已从烟草烟雾中鉴定出了 8 种 TSNA。研究较多的 TSNA 包括:N - 亚硝基降烟碱(NNN)、4 - (甲基亚硝胺) - 1 - (3 - 吡啶基) - 1 - 丁酮(NNK)、4 - (N - 甲基 - N - 亚硝基氨基) - 4 - (3 - 吡啶基)丁醛(NNA)、N - 亚硝基新烟碱(NAB)和 N - 亚硝基新烟草碱(NAT)。

NNK 作为 TSNAs 的典型代表,是尼古丁亚硝基化或微量烟碱亚硝基化形成的,在体内迅速代谢为 4 - (N - 亚硝基甲氨基) - 1 - (3 - 吡啶基) - 1 - 丁醇(NNAL)。NNK 及 NNAL 均具有特异的致肺癌活性,而且还是卷烟烟气中已知的仅有的胰腺致癌物。此外,越来越多的临床资料和实验室证据表明,TSNAs 与肺、口腔、食管、胰、肝等部位发生的肿瘤均存在相关性。

4. 一氧化碳

一氧化碳是烟草不完全燃烧的产物。烟雾中的一氧化碳被吸入肺内,可弥散入血与血红蛋白迅速结合(一氧化碳对血红蛋白的亲和力比氧对血红蛋白的亲和力大 200 倍),形成碳氧血红蛋白(COHb),使血氧不易释放,导致血红蛋白失去携氧能力。

一氧化碳的主要病理作用是引起细胞和组织缺氧。例如,一氧化碳可直接抑制细胞色素氧化酶,进一步干扰线粒体及细胞功能;与肌红蛋白结合,使心肌缺氧,导致心肌收缩力下降。在孕妇中,一氧化碳可通过胎盘进入胎儿体内,且胎儿血红蛋白更易与一氧化碳结合,可由此导致胎儿大脑发育不全、死胎等。

5.放射性物质

烟草中含有多种放射性物质,其中^{210}Po对人体伤害最大。这些放射性物质进入体内后可蓄积并长期作为内照射源不断产生射线(如 α 射线),导致机体细胞的基因受损,并成为诱发癌症不可忽视的原因之一。

三、主动吸烟、被动吸烟与"三手烟"

吸烟者在吸食烟草后,产生的烟气可分为两种:主流烟和侧流烟。主流烟即"主动吸烟",或称"一手烟",是吸烟时吸入过程中所产生的烟,由于空气供应充足,温度可达950 ℃,燃烧完全。而在香烟静置燃烧时释放侧流烟,由于氧气供应不足,温度仅达350 ℃,烟草燃烧不完全,所以其燃烧产物中产生较多的有害气体及致癌物质,吸烟者或在吸烟环境下的其他人可吸入侧流烟。

"被动吸烟",或称"二手烟",主要是由侧流烟加上部分主流烟组成,既包括吸烟者吐出的主流烟雾,也包括从纸烟、雪茄、烟斗中直接散发的侧流烟气;"二手烟"成分有4 000多种物质,其中超过40 种已明确与癌症相关。被动吸烟是指不吸烟者每周至少1 次有15 分钟以上暴露在吸烟者呼出的烟雾中。被动吸烟者所吸入烟雾中尼古丁、焦油等有害物质含量是吸烟者的数倍之多,且没有安全暴露水平。

"三手烟"是指吸烟所产生的烟雾散去后,附着在人们的头发、皮肤、衣服以及周围的地毯、沙发和墙壁等物体上面的有害物质残留。这些有害物质残留还可重新释放至空气中,其中某些化合物可与环境中的氧化物和其他化合物发生反应生成新的污染物,这些污染物通过皮肤接触、呼吸吸入和饮食摄入等方式进入人们的身体而危害人体健康。"三手烟"这一概念由美国哈佛癌症中心于 2009 年提出。

研究发现,"三手烟"在室内的停留时间相当长,在香烟熄灭后的几个小时之内,它都会存在于空气中,而附着在周围物品的有毒物质,可以残留长达几天甚至数月。尤其纤维物质,由于其吸附力强,其中的残留尤为严重。"三手烟"最常见的场所是家中,家居吸烟是产生"三手烟"的主要原因。此外,车内也是"三手烟"的常见区域,包括吸烟者的家庭用车和公共交通工具。儿童因其活动习性等特点,通常比成人接触到更多的"三手烟"。"三手烟"的烟毒对儿童造成的危害要比成年人高数十倍。

四、烟草成瘾物质及烟草依赖机制

烟草依赖表现的特征为无法克制的尼古丁觅求冲动,以及强迫性、连续地使用尼古丁,以体验其带来的欣快感和愉悦感,并避免可能产生的戒断症状。尽管烟草烟雾里含有数千种化学成分,但在目前,无论是动物实验还是人类研究中都发现其中只有尼古丁会产生耐受性、依赖性和明显的戒断症状,因此可以认为烟草依赖的实质就是尼古丁依赖。尼古丁在身体中广泛分布,其中尼古丁亲和力最高的部位是肝、肾、脾,亲和力最低的部位是脂肪组织。尼古丁与脑组织的亲和力比较高,这与吸烟者脑组织中的烟碱型乙酰胆碱受体数目较多有关。

烟草依赖的病、生理机制主要包括如下因素。

1. 神经生物学因素

从神经生物学的角度来讲,烟草依赖是由于长期反复烟草暴露及尼古丁依赖,使中枢神经系统特别是中脑－边缘多巴胺系统发生了细胞及分子水平上的改变,并最终导致的一些复杂行为(如依赖、耐受、渴求等成瘾状态)。

在以鼠类为主的动物模型中,研究发现,尼古丁可以导致多巴胺、乙酰胆碱、去甲肾上腺素、5－羟色胺、γ－氨基丁酸、谷氨酸等神经递质系统的变化。

而尼古丁主要通过烟碱型乙酰胆碱受体,与中枢神经系统的尼古丁受体发生交互作用来促使这些神经递质的传递及浓度改变。烟碱型乙酰胆碱受体包含多种不同的亚型,在大脑内的解剖学分布各不相同,并介导不同的神经递质释放。其中参与尼古丁依赖形成和维持最多的是奖赏系统,亦即中脑-边缘多巴胺回路。动物模型的研究得到了功能脑成像研究结果的印证。功能脑成像研究结果显示:在尼古丁直接刺激或者尼古丁渴求诱发线索刺激作用下,所激活的脑区基本上都是中脑-边缘多巴胺系统以及相关的脑区。这些结果显示:烟草依赖的形成和维持与中脑-边缘多巴胺系统紧密相连。

2. 遗传学因素

目前的研究还揭示,烟草依赖是社会环境与遗传因素共同决定的复杂性疾病。成瘾形成的这种个体差异性提示成瘾具有遗传易感性。在人群中,尽管他们也受到同样多的环境暴露及尝试吸烟机会,有的人表现出高度的吸烟成瘾,有的人只养成无瘾性吸烟习惯,而另有一些人对吸烟却表现出憎恶和回避行为。对同卵双生子的研究表明,遗传因素参与了吸烟成瘾发生的整个过程即吸烟的起始、持续、戒断和复发等全过程。吸烟起始的遗传度估计为47% ~ 76%,而吸烟持续的遗传度则为62%。

无论是尼古丁的急性效应还是慢性效应,均与基因型有关。目前已有很多研究致力于寻找烟草依赖的易感性基因,这些易感基因包括:与尼古丁代谢相关的易感基因如细胞色素 P450 家族、神经递质及与受体有关的基因、尼古丁受体基因和阿片受体基因等。

3. 人格心理因素

流行病学调查资料显示,人格心理特征在吸烟及烟草依赖中亦起着重要的作用。统计结果表明,重度吸烟者以外向性格为多,中度、轻度及非吸烟者中,外向性格逐渐减少,内向性格则逐渐增多。而且,外向吸烟者吸烟多为烟草的兴奋作用,而内向吸烟者则多求其镇静效果。一项日本对企业职员的调查研究显示:重度吸烟者有较低的神经症倾向,而中等度、轻度及非吸烟者的神经症倾向依次递增。

在应激事件对吸烟行为影响的研究中,一项对澳大利亚青少年的前瞻性研究显示,各种青春期应激事件对女性青少年的开始吸烟起着非常重要的作用,而对男性青少年的影响则很小。这项结果显示了不同性别在应激心理因素上对烟草依赖表现出来的作用。

4.社会文化因素

年龄、性别、教育程度、经济水平、家庭及社会公共环境等多方面因素,均在烟草依赖过程中扮演重要的角色。以性别为例,在中国传统文化中,男人吸烟往往被人们所接受,并且被认为是"男子汉"的象征,而女性吸烟则被部分人认为是名誉不好和素质低下的标志。这种社会文化环境导致了男性吸烟者被更多地纵容,也是男性吸烟者比率较女性多的主要原因。教育程度越高的人群中吸烟率越低,城市吸烟率较农村低,低收入群体中吸烟率较高收入群体明显偏高。家庭因素方面,一项前瞻性研究显示:与配偶或同伴居住的吸烟者较独居者的戒烟率高,家庭中有吸烟者较无其他吸烟者的戒烟率低,一起居住的人中有持续吸烟者与戒烟效果呈负相关性。家庭亲密度低、持续的同伴影响以及认为吸烟肯定能促进人际交流的认知态度是吸烟个体发展成为严重烟草依赖的危险因素。

五、烟草与药物的协同作用

在目前的相关研究中,发现约有 1/3 的药物与吸烟有或多或少的相互作用。这种相互作用除了可能增加或者降低药物的治疗效果,还可能增加药物不良反应的发生风险,需要予以充分重视。

从药代动力学的角度来看,吸烟者吸入的烟草烟雾成分与多种药物之间通过肝细胞色素酶发生相互作用,导致某些药物的作用效果降低或增强。烟草烟雾中的多环芳烃(如苯并芘、酚类等)是 CYP1A1、CYP1A2 的诱导剂,此外,吸烟与 CYP3A4、CYP2C19、CYP2D6 等代谢途径的药物也存在相互作用。具体而言,通过上述 CYP 代谢途径的药物在吸烟情况下,需要调整相关药物的使用剂量,常见的药物包括:华法林、解热镇痛药、茶碱类药物、H_2 受体阻滞剂(西咪替丁、雷尼替丁、法莫替丁)、咖啡因等中枢兴奋药物、苯二氮䓬类药物(氯氮䓬、阿普唑仑、地西泮、劳拉西泮等)。以 H_2 受体阻滞剂为例,尼古丁与其相互作用可致药物代谢减慢、清除率降低,由此导致药物效果增加。部分观察性研究发现,戒烟前后服用相同华法林剂量的患者,其 INR 可发生较为明显的波动,需要调整华法林服用剂量以达到重新平衡。

从药效学的角度来看,吸烟对药物效果的影响是多方面的,尤其在服药半小时内吸烟,则烟草成分对药物的效果影响尤其大。临床应用中,较为显著的两者相互作用的实例为口服避孕药与吸烟。吸烟可显著增加复合激素类避孕药的心脑血管不良反应(如卒中、心肌梗死、肺栓塞等)风险,并且这种风险随着年龄、吸烟量的增大而升高。

第 四 节

吸烟成瘾的个人心理因素

一、吸烟的原因

世界卫生组织估计:中国目前 20 岁以下的青少年将有 2 亿人成为烟民,他们中至少有 5 000 万人将死于与吸烟有关的疾病。根据卫生部发布的《2008 年中国控制吸烟报告》指出,我国现有 13 岁至 18 岁青少年 1.3 亿,约有 1 500 万名为青年烟民,吸烟率为 11.5%,男、女生分别为 18.4% 和 3.6%。尝试吸烟的青少年不少于 4 000 万人。报告表明,我国青少年尝试吸烟率和被动吸烟率上升,吸烟学生以男生为主。另外,报告也指出,目前我国遭受被动吸烟危害的 5 岁以下的儿童有 1.8 亿,占被动吸烟总人数的 1/3。我国青少年吸烟现象近年来呈现出一些新的特点:我国青少年尝试吸烟率与被动吸烟率逐年上升,有向女生蔓延的态势,并且吸烟有低龄化倾向,其形势不容忽视。

青春期是个体生理和心理急剧变化发展的特殊时期,是个体从幼稚走向成熟,从家庭步入社会的重要转型时期,是决定人一生的体质品质、行为、性格和智力水平的关键阶段。因此,青春期被誉为"人生的第二次诞生"。因为青春期的青少年生理发育和心理发育会发生急剧动荡变化,所以心理学家称这一时期为"第二次危机",这个时期最容易出现一些问题行为,例如叛逆、早恋、打架、吸烟、喝酒等等,其中吸烟已经在青少年群体中变得越来越普遍。那么造成青少年吸烟的因素有哪些呢? 青少年又是在什么心理下去吸烟呢? 这些都是需要家长关注的问题,只有弄清楚这些问题,才能对症下药更好地解决青少年吸烟的问题。另外在不同的环境下成长的青少年由于所受到的影响不同,引起其吸烟的因素是多种多样的,所以我们要具体情况具体分析,有的放矢地去寻找其吸烟的可能原因。下面我们就从几个方面探讨引起青少年吸烟的心理因素。

1. 追求成人感及摆脱管教的心理

一说到青春期,大部分家长都表示很头疼,因为在家长的意识里青春期就是容易出问题的时期,所以对孩子更是严加管教,严重束缚孩子的自由,或者不尊重孩子自己的意愿,尤其在我国传统思想的影响下,孩子是父母附属品的观念深入父母的思想。但是在青春期少年看来,他们自己的身体发育得近似成年人;他们的独立能力也已经有了很大的发展;他们可以帮助家人做事,甚至在有些方面做得比家长还好;或者参与家庭问题的商讨等,这时候青少年们会坚信自己已经具备了成人的思想和能力,已经是成年人了。成年人都是独立的人,他们的行为往往不受监督和限制,另外,他们把吸不吸烟当作是否成熟的标志。可是,在父母的眼里,他们还是孩子,继续用教育孩子的那套理论或者行动来约束他们的孩子,这样做就恰恰破坏了少年的成人感,使孩子们出现叛逆心理。

2. 模仿和好奇心理

有关调查表明,大多数吸烟学生的家庭中有人吸烟,而且主要是父亲。许多学生吸的第一支烟,来自父亲的烟盒。极少数甚至是在父亲的鼓励下吸上第一支烟的,中学生对吸烟的危害缺乏足够的认识,个别家长吸烟的时候,还会讲些吸烟的好处之类的话，如"饭后一支烟，赛过活神仙"等，这更加诱发了青少年学生对烟的好奇心，并觉得好玩，从而模仿家长去吸烟。另外，青少年不仅模仿家长，还模仿偶像、同伴或者老师等。有些家长不让孩子吸烟，给孩子的解释原因是"吸烟是成年人的事，你还小，不能吸烟"。青少年想证明自己已经长大成熟，已经是"大人"了，开始模仿成年人吸烟，认为这是成熟的标志。有些时候青少年也在同伴的影响下，互相模仿吸烟，久而久之养成了吸烟的习惯。

3. 追求时髦和派头及虚荣攀比的心理

在青少年喜欢看的影视剧中经常把吸烟描绘成成熟、潇洒、时髦、冒险的标志和社会普遍接受的行为，同时他们觉得吸烟的样子很帅，很潇洒，很有风度，崇拜影视剧中明星的吸烟镜头，在这种影响下，为了追求时尚和派头及追赶"时代潮流"而吸烟。另外有的女生说："男生抽烟的姿势好看，给人一种成熟洒脱的感觉。""抽烟才有男人味""抽烟的男人才帅"。不少男生在这种心理暗示、鼓励下，认为"不吸烟就不男人"，为了哥们儿义气，不让哥们儿瞧不起，也为了赢得女生好感而开始吸烟并逐渐成瘾。此外，在当今商品社会的影响下，大款们摆阔气、讲排场，一些有经济背景的青少年在人际交往中通过烟的档次来抬高自己的身价。谁拿的烟好，谁就有面子。青少年在与朋友交往的过程中，碍于面子，也要吸烟，吸好烟。

4. 从众和交往心理

同伴及周围人吸烟，自己逐渐受到影响，正所谓近朱者赤，近墨者黑。尤其是来自朋友、同学、同伴的压力，互相鼓励吸烟、敬烟，这就是青少年聚在一起时吸烟更厉害的原因，也是最可怕的一个原因。另外，如果因自己不抽烟受到排挤而导致的内心焦虑也会迫使青少年放弃自己的原则。在自己的伙伴和朋友吸烟的情况下，青少年尚未学会拒绝。他们往往觉得自己拒绝了就没有哥们儿义气了，如果自己不吸烟，哥们儿就可能瞧不起自己，因此也往往不敢说不。另外,在当前社会风气影响下,有时为了办事顺利,联络感情,以烟引路,烟酒不分家,错误地把吸烟当成是一种交际手段。这种风气对青少年影响明显。如在某大学的调查表明,男生间相互敬烟已成为习惯,无论路遇,还是同学串门互访,总离不开用香烟来沟通,甚至有的学生在干部竞选、评优、评奖等中都离不开"香烟开路"。许多同学认为:"烟可以使人产生亲近感,减少陌生感,提高办事效率。"可见,烟已成为当今青少年人际交往的黏合剂。

5. 消遣、寻求慰藉心理,寻求心理寄托

为了解除烦恼、排除不快的情绪而吸烟,尤其中等专业学校的学生,多数是经历了人生第一次选择后,处在失意、厌学、消极的心理状态,为寻求心理慰藉、消磨时间或在另一方面为了表现自我而吸上了第一支烟,接着便一发不可收拾。另外还有一种是受传统意识影响的不正确认识心理,认为吸烟不仅是男子汉的象征,还能提神解乏,缓解紧张、焦急、沮丧的情绪。这在当代青少年学习、就业、生存压力大的情况下尤为明显。青少年自己尚未建立良好的自我调节功能,不知如何缓解压力,如果没有正确的引导,往往可能以吸烟排解自己的情绪。

青少年时期往往涉世不深,社会经验不足,但又对社会有着较高的期望值。面对纷繁复杂的世界,难免遭受各种心理挫折,有诸多烦恼,甚至出现心理失衡。如果没有健康正确的排解方法,又缺乏良好的家庭支持和沟通,他们往往无法从烦恼困惑中走出。在无法获得帮助的情况下,吸烟可暂时麻醉他们的神经,使他们暂时失去或忘却不平衡的心理,获得短暂的快乐,即所谓"一吸解千愁"。正因为吸烟满足了他们消愁解闷的心理需要,所以许多青少年在心理受挫时,特别钟爱吸烟。

不断加重的竞争压力,与父母的代沟等,使青少年的心理支持点逐渐变弱,需要寻求新的寄托。学习成绩不理想,与同学关系不和谐,家里父母吵架或被父母责骂,因心里苦闷而借吸烟解愁,是一些青少年吸烟的其他原因。

6. 对科学宣传的怀疑心理和对烟草认识的误区

吸烟有百害而无一利，这一点几乎人人都知道。但是有些青少年却认为：宣传吸烟有害是过度行为，吸烟没有那么大的危害。那么多人吸烟，不是都活得很好吗？也没见谁吸烟吸死了。也有人说，"我爷爷、爸爸吸了一辈子烟也没患肺癌，谁说吸烟有害呢"；"那些不吸烟的人才容易得肺癌呢"。在这种心理支配下，一些未成年人不加防范地成了小烟民。另外，他们还错误地认为吸烟能提神、消除疲劳，有助于脑力劳动，因而在学习紧张或思考难题时借助吸烟提高学习效率。青少年正处在追求自我独立的"逆反期"，他们往往希望独出心裁，标新立异、彰显个性，不希望从众。宣传上越是说吸烟有害，家长越是阻止，他们越想自己尝试尝试。所以家长的劝阻往往没有效果。苦口婆心的劝阻"唠叨"往往适得其反，青少年们不但不听，反而一定要去尝试。有些青少年认为香烟没有宣传的那么恐怖，上厕所吸烟，可以解"臭气"；考试前吸烟，是借助吸烟来"开夜车""兴奋提神""活跃思维"。

总的来说，青少年吸烟的原因各种各样，是家庭、社会、学校及个人因素的综合。所以在解决青少年吸烟问题时，要不同情况不同分析。正确地引导青少年面对青春期的各种生活、心理、生理的压力，帮助他们找到自己解决问题的方法，给青少年们更多的关注、鼓励和心理上的支持。

二、戒烟的误区

目前，吸烟有害健康，已是21世纪主要的医学结论之一。而目前我国的戒烟工作还存在不少的难点，戒烟年年说，日日提，但是戒烟依旧很难，主要的一个原因就是广大群众对戒烟还存在不少认识上的误区，甚至在一些人群中还占据了主流。

误区一：吸烟不吸到肺里去就没事

有些烟民在吸烟时，会将烟雾吸进口腔里马上就吐出来，不吸到肺里去，以为这样不会伤害到肺。其实这是不可能的,因为烟民在吸烟的一瞬间,烟草的烟雾就会扩散到肺部,这种烟雾(气溶胶)的扩散不一定需要吸入的动作,同样会伤害我们的呼吸系统。

误区二:吸烟可以激发创作的灵感

这是因为烟草中含有的尼古丁等有毒有害物质有一个副作用——可以引起神经的兴奋。由于其暂时的兴奋作用,会达到提神的作用,感觉好像来了灵感,但是兴奋作用消失后就又想吸,因此也就使戒烟更加困难。

误区三:室内通风好的话,吸烟就不会对别人造成危害

有研究证实,即使吸烟人数少,房间面积足够大且通风好,被动吸烟的危害也不能消除,即"二手烟"不存在"安全暴露"水平。这是因为:第一,目前还没有一种空气净化装置能够同时除去吸烟所造成的超微颗粒和多种有毒气体。例如卷烟所形成的苯并芘(一种强致癌物),目前在宾馆和家庭中常用的中央空调和普通空调均无过滤清除苯并芘等类超微颗粒的功能,一旦烟雾在室内形成,就很难清除。第二,即使室内设置有类似于"吸烟区"的独立区域存在,也不可有效地防止"二手烟"危害。因为虽然区域是分离的,但通风系统、空调系统是统一运行的,会把"二手烟"烟雾传送到整个建筑物中的每个角落,造成"三手烟"危害,没有"安全"可言。

误区四:低焦油烟危害不大

美国和英国的低焦油卷烟与烟草危害的研究表明,吸低焦油卷烟的人群戒烟率低于吸普通卷烟的人群;吸低焦油卷烟的烟民其肺癌死亡率不降反升。造成此结果的原因主要是吸烟补偿行为。

吸低焦油卷烟者认为他们吸的低焦油卷烟会降低他们患各种疾病的概率,客观上造成了一种心理上的错误认知,导致吸烟者倾向于吸入更多的焦油、尼古丁等有害物质,而且吸烟者误认为低焦油卷烟是安全的,他们的戒烟意愿和戒烟兴趣也会减低。

误区五:睡醒一根烟,精神好一天

睡醒后吸烟可能会由于尼古丁等的兴奋作用使人产生短暂的兴奋,而更多的是因此产生的麻醉作用,因为其毒素如一氧化碳等会抑制脑血供量,细胞得不到足够氧气,反而影响头脑的清醒。另外,空腹吸烟,烟雾会刺激支气管分泌液体,长期下去将增加引发慢性支气管炎的概率。

误区六:饭后一支烟,赛过活神仙

饭后,血液循环量增加,对尼古丁等有害物质的吸收大于平时,使人处于兴奋状态,脑袋飘飘然,随即就会出现"神仙"一样的感觉。另一方面,饭后人体热量大增,这时吸烟会使蛋白质和重碳酸盐的基础分泌受到抑制,妨碍食物消化,影响营养吸收,同时还给胃及十二指肠造成直接损害,使胃肠功能紊乱,胆汁分泌增加,容易引起腹部疼痛等症状。所以说:饭后吸烟,祸害无边。

误区七:吸烟对生育没有影响

临床显示,吸烟会抑制精子的产生与活动能力。畸形精子发生率随每日吸烟量的增加而显著增高;吸烟时间越长,畸形精子也越多,活动力也越弱。吸烟还会增加血管阻塞的概率,血供不足将造成性功能减退。丈夫吸烟的妇女,生出缺陷儿的比例比丈夫不吸烟的要高2.5倍左右。

误区八:岁数大了,戒烟太迟了,没啥用了

戒烟没有年龄限制。不管是20岁、40岁还是70岁,只要戒烟,就能更健康、长寿。研究表明,35岁开始戒烟,可以找回10年的寿命,50岁戒烟可以找回6年的寿命,总之,戒比不戒好,早戒比晚戒好。实际上,无论何时戒烟,都对保护肺功能等身体功能有明显的好处。

误区九:戒烟后,身体失去平衡,很容易生病

这是一种错误的认识。从临床上来说,慢性阻塞性肺疾病、肺癌、冠心病在烟民身上发生的情况非常多,继续吸烟只会使疾病发生得更早,更严重。研究表明,戒烟后,过去吸烟造成的不良影响是可以逆转和消除的,任何时候戒烟都是对身体有益的,戒烟以后发生的疾病,不是戒烟本身造成的,而是以前吸烟已经对身体造成了伤害。实际上很多人说的戒烟后容易得病指的是烟草依赖戒断综合征,而不是真正的身体发生了其他疾病。戒断综合征是有时限性的,而戒烟后得病是以前多年吸烟的结果,两者不能混淆。另外,人类的寿命受到多种因素的影响,不能以偏概全,同一个人,如果不吸烟,寿命会更长。

误区十:我戒烟失败了,肯定戒不了烟了

戒烟的过程比较长,"十戒九败",很容易发生复吸。大部分人要戒好几次才会成功,如果有医护人员的帮忙可增加 2～3 倍的成功率。已经有能力停止吸烟一段时间了,这表明戒烟者可以不依赖烟草生活,这本身就已经是一种成功。不要泄气,重新鼓励戒烟者,并尽快计划一次新的尝试。

误区十一:喝酒和吸烟是最佳搭档

医学研究指出,70% 的口腔癌与吸烟、喝酒双管齐下有关。许多人都喜欢在喝酒时吸烟,酒精能溶解于烟焦油中,促使致癌物质转移到细胞膜内,烟酒一起享用毒害更大。另外,烟酒同食,肝脏解毒压力巨大,致使烟草的有毒物质在人体内停留更久,增加了烟草对人体的伤害。

误区十二:戒烟后会发胖

这是很常见的一个误解。戒烟后发胖主要是因为戒烟后阻断了烟雾中有害物质的吸入,各个脏器的状态逐渐恢复,食欲增加,如果没有适当的体育锻炼,体重势必有所增加,这其实是身体状态好转的一个表现,正是由于戒烟促成了这种状态的好转。

误区十三:吃糖可以戒烟

这种认识是错误的。有文献显示,吃糖戒烟的方法反而会加重烟瘾,这是因为大量食糖会促进尼古丁排泄而加重烟瘾,当尼古丁在血液中完全代谢后,抽烟者就迫切地想抽第二支烟了,反而不利于戒烟。

误区十四:无烟政策侵犯了个人吸烟的权利

任何人主张自己的权利的同时都不得以牺牲别人的权利为代价。吸烟虽是个人权利,但如果你吸烟的结果将使别人"被抽烟",身体健康者无辜受到你的损害,这就是对他人身体健康权利的损害。

参考文献

[1] 朱闻慧.戒烟后复吸对身体危害更大[J].农村百事通,2016,4:57-58.

[2] 陈霄雯,陈昊,薄艳青等.上海市嘉定区老年吸烟人群戒烟及复吸原因探讨[J].中国健康教育,2015,31(10):925-927.

[3] 中国疾病预防控制中心控烟办公室.戒烟常见误区及解答[J].中国社区医师,2012,12:27.

[4] 吴烨青,肖和平.吸烟与健康[J].结核病与肺部健康杂志,2012,1(1):48-51.

第五节

吸烟成瘾的经济文化因素

一、吸烟成瘾的经济因素

经济的发展使人们生活水平和健康意识逐步提高，但是这种进步并没有带来预想的控烟效果的提升，仍有大量新吸烟者不断加入烟民的队伍中。经济的发展带来了物质的极大丰富和购买力的不断提高，人们由简单的温饱转向了多元化需求，从而找寻平淡生活的"刺激"点，吸烟自然而然就成了释放这种能量的一种有效途径。另一方面，烟草企业为追逐自身经济利益，势必通过各种形式对烟草进行宣传销售（如烟草广告），从烟草供给、可获得性上也对吸烟成瘾提供了助力。

二、吸烟成瘾的文化因素

文化是人类在社会历史发展进程中所创造的物质财富和精神财富的总和。文化可以分为物质、制度、精神三个层次，随着烟草的传入流行，中国逐渐形成了自己独特的烟草文化，其盛行又加剧了吸烟的流行和成瘾。这种烟草文化主要有以下三个方面。

1. 传统道德情感

中国传统文化中的"仁者爱人"是指人与人之间的道德情感关系,它所体现的关系准则是中国传统的人伦体系,如长幼关系、兄弟关系、朋友关系、夫妻关系等。香烟作为这种关系准则的润滑剂,也深深根植在人们传统的道德情感观念中。在中国,"男子吸烟有风度","招待客人无烟不敬,朋友见面少烟不恭"已经形成了传统观念,香烟是人们招待客人、朋友见面的社交必需品。

2. 对权力的崇拜

中国几千年来的宗法制度造成了封建社会的老百姓唯上是从、逆来顺受的心理。如今,社会制度虽已不断完善,法律赋予了每个公民平等自由的正当权利,但相当一部分人唯上唯权的观念不能完全消除。通过烟草商的不断运作,给烟草赋予了不同的意义和符号,将其塑造成为权力、荣誉的象征,不断刺激消费者的购买欲望。例如一些人认为吸食以华表为包装图案的中华牌香烟就代表了一种身份和地位,觉得有面子。

3. 赋予文化内涵

对烟草的历史文化进行深度挖掘,利用名人效应等手段对烟草赋予特别的文化内涵,通过包装、广告等方式向人们展示文明的璀璨。例如黄山香烟"一品黄山,天高云淡"是对毛泽东名句"天高云淡,望断南飞雁"的化用;红塔山香烟的"山高人为峰"是对国画大师张大千名联"海到尽头天是岸,山至高处人为峰"的运用。对烟草赋予的文化内涵对消费者的影响深刻,对烟草的传播和成瘾产生了极大的影响。

参考文献

[1] 申帅芝.中国烟草广告的传统文化解读[J].湖南大众传媒职业技术学院学报,2010,
　　10(3):47-50.

第 六 节

烟草成瘾性的诊断

一、烟草依赖的临床表现

烟草依赖是一种复杂的异常精神行为,表现为个体反复摄取尼古丁所致的一种慢性易复发性综合征,它受到社会、心理、生理等多个方面的综合作用,目前已被广泛认知为一种慢性疾病(国际疾病分类 ICD－10 编码为 F17.2)。

烟草依赖表现在躯体依赖和心理依赖两个方面。躯体依赖表现为吸烟者在停止吸烟或减少吸烟量后,出现一系列难以忍受的戒断症状,常见的烟草戒断症状表现为:易激惹、抑郁、不安、注意力不集中、食欲增加(唾液腺分泌增加)、睡眠障碍、吸烟渴求等。戒断症状可在停止吸烟后数小时开始出现,尤其在戒烟最初 14 天内表现最强烈,之后逐渐减轻,直至缓慢消失。大多数戒断症状持续时间为 1 个月左右,但部分患者对吸烟的渴求会持续 1 年以上。而另一方面的心理依赖又称精神依赖,表现为主观上强烈渴求吸烟。烟草依赖者出现戒断症状后若再吸烟,会减轻或消除戒断症状,破坏戒烟进程。

需要注意的是,躯体依赖和心理依赖的关系是相互作用、密不可分的。

心理依赖可反映为躯体化症状,而躯体依赖也会进一步促进和加强心理依赖。

《明尼苏达烟草戒断症状量表(Minnesota nicotine withdrawl scale, MN-WS)》(表1)目前被广泛应用于评估烟草戒断症状的患者。

表1 明尼苏达烟草戒断症状量表

项目	评分
吸烟的冲动	
易激惹、受挫感或生气	
难以集中注意力	
食欲增加	
情绪低落	
焦虑	
坐立不安	
入睡困难	
睡眠易醒	

注:以上各项为戒烟者在过去1天中的感受,以0~4分计分。完全没有:0分;轻微:1分;中度:2分;严重:3分;非常严重:4分。

二、烟草依赖的诊断标准

参照ICD-10中关于药物依赖的诊断条件,《中国临床戒烟指南(2015年版)》对烟草依赖的临床诊断标准如下。

在过去1年内体验过或表现出下列6项中的至少3项,可以做出诊断。

(1)强烈渴求吸烟。

(2)难以控制吸烟行为。

(3)当停止吸烟或减少吸烟量后,出现戒断症状。

(4)出现烟草耐受表现,即需要增加吸烟量才能获得过去吸较少量烟即可获得的吸烟感受。

（5）为吸烟而放弃或减少其他活动及喜好。

（6）不顾吸烟的危害而坚持吸烟。

三、烟草依赖的严重程度评估

《中国临床戒烟指南（2015 年版）》做出推荐，对于存在烟草依赖的患者，可根据《法氏烟草依赖评估量表（Fagerstrm test for nicotine dependence, FT-ND）》（表 2）和其简化版本《吸烟严重度指数（heaviness of smoking index, HSI）》（表 3）来进行严重程度评估。

表 2　法氏烟草依赖评估量表

评估内容	0 分	1 分	2 分	3 分
您早晨醒来后多长时间吸第一支烟	>60 分钟	31～60 分钟	6～30 分钟	≤5 分钟
您是否在许多禁烟场所很难控制吸烟	否	是		
您认为哪一支烟最不愿意放弃	其他时间	晨起第一支		
您每天吸多少支卷烟	≤10 支	11～20 支	21～30 支	>30 支
您早晨醒来后第 1 个小时是否比其他时间吸烟多	否	是		
您患病在床时仍旧吸烟吗	否	是		

注：0～3 分：轻度烟草依赖；4～6 分：中度烟草依赖；≥7 分：重度烟草依赖。

表 3　吸烟严重度指数

评估内容	0 分	1 分	2 分	3 分
您早晨醒来后多长时间吸第一支烟	>60 分钟	31～60 分钟	6～30 分钟	≤5 分钟
您每天吸多少支卷烟	≤10 支	11～20 支	21～30 支	>30 支

注：≥4 分为重度烟草依赖。

上述两个表的累计分值越高，说明吸烟者的烟草依赖程度越严重，该吸烟者从强化戒烟干预，特别是戒烟药物治疗中获益的可能性越大。

参考文献

[1] 王瑞新主编. 烟草化学. 北京:中国农业出版社,2003.

[2] Kutlu MG, Parikh V, Gould TJ. Nicotine Addiction and Psychiatric Disorders. Int Rev Neurobiol, 2015,124:171 - 208.

[3] Liu M, Li X, et al. A Systematic Analysis of Candidate Genes Associated with Nicotine Addiction. Biomed Res Int, 2015,2015:313709.

[4] Dasgupta P, Rizwani W, Pillai S, et al. Nicotine induces cell proliferation,invasion and epithelial - mesenehymal transition in a variety of human cancer cell lines. Cancer,2009,124:36 - 45.

[5] Dempsey DA, Benowitz NL. Risks and benefits of nicotine to aid smoking cessation in pregnancy. Drug Saf, 2001,24(4):277 - 322.

[6] Benowitz NL. Nicotine addiction. N Engl J Med, 2010,362(24):229 - 303.

[7] Changeux JP. Nicotine addiction and nicotinic receptors:lessons from genetically modified mice. Nat Rev Neurosci, 2010 ,11(6):389 - 401.

[8] 郑劲平,汤彦主编. 呼吸疾病戒烟治疗. 北京:人民卫生出版社,2013.

[9] 冯玉麟,徐治波主编. 烟草工业与人类健康. 成都:四川大学出版社,2013.

[10] 中华人民共和国国家卫生和计划生育委员会主编. 中国临床戒烟指南:2015 年版. 北京:人民卫生出版社,2015.

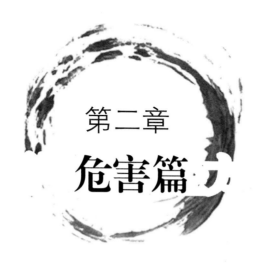

第二章

危害篇

第 一 节
与吸烟相关的心血管疾病

一、吸烟与高血压

高血压是一种以体循环动脉血压增高为主要表现的全身性疾病,同时也是冠心病和脑卒中最重要的危险因素。原发性高血压是遗传因素与环境因素相互作用所致的疾病,各种不健康的生活方式或不利的物理及社会环境都会对血压产生影响。目前在原发性高血压危险因素的研究中,已有明确证据支持的危险因素除了有超重、食盐摄入过多、过量饮酒、遗传因素和年龄、性别、职业与教育水平等人口特征因素以外,吸烟也是受关注的因素之一,烟雾中的尼古丁和一氧化碳可能是引起高血压的主要有害因素。研究高血压的危险因素对预防和控制高血压的发病具有重要意义,而早期发现和及时干预高血压是延缓和控制心血管事件发生的重要措施。

1. 吸烟对血压的影响

2012 年全国慢性病监测结果显示,我国 18 岁及以上高血压患病率高达 25.2%。目前我国高血压患者已突破 2 亿人且仍在不断增多。高血压和吸烟是导致心血管疾病患者死亡的危险因素,流行病学调查发现,我国高血压发病率和吸烟率逐年升高。国内外已开展多项有关吸烟与心血管疾病死亡（cardiovascular disease mortality，CVDM）以及全因死亡（all-cause mortality，ACM）关系的流行病学研究,吸烟已被证实是 CVDM 和 ACM 的危险因素。法国一项纳入了88 902例高血压患者的前瞻性队列研究发现与不吸烟者相比,吸烟可增加高血压患者 CVDM 风险,其中 <55 岁和≥55 岁高血压吸烟患者的 CVDM 风险分别是不吸烟患者的 2.542 倍和 1.563 倍。

欧洲一项前瞻性队列研究发现,与不吸烟者相比,吸烟可增加冠心病、心肌梗死、充血性心力衰竭患者的 CVDM、ACM 风险。国内一项研究发现,高血压吸烟患者的 CVDM 和 ACM 风险分别是高血压不吸烟患者的 1.235 倍、1.392倍。Lim 等在韩国进行的一项前瞻性研究发现,每日吸烟量每增加 20 支,CVDM 和 ACM 风险分别增加30.3%和43.1%,累计吸烟量与 CVDM 存在线性关系,且血压和吸烟量具有协同作用,可进一步增加 CVDM 和 ACM 风险。鉴于我国是目前世界上最大的烟草生产和消费国,高血压和吸烟人群数量大,在对高血压患者开展降压指导时应进行戒烟指导,以降低 CVDM 和 ACM 风险。

目前国内外大部分研究主要集中于吸烟与是否患高血压病及血压水平之间的关系,而吸烟相关变量（如吸烟年限、数量和吸烟指数）与高血压之间的剂量－反应关系研究相对较少。一项对全球 7 个国家 12 763 名男性随访 25 年后的研究发现,与不吸烟者相比,每日吸烟量每增加 20 支将使冠心病、脑卒中和全因死亡风险分别增加 70%、40%和70%（P 均<0.001）。另外,Kenfield 等研究发现,每日吸烟量与美国女性 CVD 死亡和全因死亡风险存在剂量反应关系（线性趋势检验 $P<0.003$）。国内有研究证实,男性吸烟数量与高血压病呈线性剂量－反应关系（非线性检验,$P=0.604\ 1$）,吸烟年限与高血压病呈非线性剂量－反应关系（非线性检验,$P<0.000\ 1$）,吸烟指数与高血压呈非线性剂量－反应关系（非线性检验,$P=0.009\ 9$）。血压变异性表示

在一定的时间内血压波动的程度。血压变异主要受日常活动和应激因素的影响,与吸烟的量亦存在量效关系,吸烟的量越大,血压变异性差异也越大。而血压变异性增强可独立于血压水平而加重靶器官损害。

Neutel 等经过研究表明,吸烟可以促进血压晨峰升高。具有神经质或者神经病的高血压患者对烟草的嗜好和依赖程度较大。这是因为烟草中的尼古丁通过作用于人体中血清素的传递活动来达到控制情绪的作用,因此,初诊高血压病控烟效果差通常表现为情绪控制差、敌对性强、易焦虑和冲动、易暴躁等。对此类患者的戒烟工作难度比较大,戒烟后这类患者很难通过自身调节缓解情绪压力。

2. 吸烟对血压影响的机制研究

人体血压调节是一个非常复杂的过程,影响因素很多。烟草暴露可能只是其中的一个因素。不同吸烟指数的高血压累计患病概率不断升高,提示吸烟与高血压有关,且吸烟剂量与高血压患病概率存在剂量–反应关系。大多数研究支持吸烟是高血压的危险因素。有研究表明,吸烟可引起血压升高,增强氧化应激,一氧化氮生物利用度降低,血管内皮功能障碍和心室重构。而且,吸烟还可以降低部分降压药物的疗效,需通过加大剂量才能控制血压,而长期加大剂量加重了肝肾负担,引起各脏器的病变。吸烟不仅可刺激机体释放大量的儿茶酚胺,使心率加快、血管收缩、血压升高,还能损伤血管内皮细胞,促使血小板聚集,使纤维蛋白原水平增加,导致凝血系统功能紊乱。血压控制不佳则容易引发心脑血管及其他疾病。烟雾中的尼古丁和一氧化碳可能是引起高血压的主要有害因素。

动脉血压随着心输出量和外周阻力而改变。外周阻力系血管阻抗和全血黏度的乘积,因此血压的增高不仅与心输出量和血阻抗有关,而且还与血液黏度有关,血液黏度是决定血液阻力的一个重要因素,血液黏度的性质对调节血液在血管内流动起重要的作用。吸烟可影响动脉粥样硬化的形成过程,致低灌流状态时,血流速度和切变率下降,血黏度随血流的减慢显著升高。血小板和白细胞的黏附和聚集性增高,促进血流进一步减慢,形成恶性循环,从而促进了血栓形成,加重细胞缺血缺氧,导致循环灌注不足,引起心脏及外周血管功能障碍。尼古丁还使血浆中纤维蛋白上升。因此增加了患局部缺血性心脏病的危险。

已有研究结果提示,主动吸烟和被动吸烟均可能影响高血压患者的血压水平。可能的原因是吸烟过程中产生大量对人体有害的化合物,其中的一氧化碳可以导致组织器官缺血、缺氧,损坏动脉壁的内皮细胞,加速胆固醇沉积,促进动脉粥样硬化。高血压病发生后,由于循环系统在高压状态下相关的器官、组织发生重构,尤其是动脉血管壁的重构导致血管的顺应性降低,有报道显示主动吸烟者与被动吸烟者主动脉弹性均受到破坏,使主动脉功能受损。

近年来研究发现,高血压是引起动脉血管壁病变最主要的相关因素,大动脉血管壁僵硬,即大动脉弹性下降,是高血压及其相关重要靶器官损伤的共同病理基础,大动脉弹性已成为与心、脑血管疾病关系密切的指标之一。动脉壁的结构和功能改变在高血压的早期就已经发生,而大动脉功能的改变要早于结构改变。臂 – 踝脉搏波速度为反映大动脉弹性的重要指标。目前有关吸烟对大动脉弹性影响的研究仍较少。既往荟萃分析表明,吸烟可促进内皮功能损伤,促进炎症反应,促进脂代谢紊乱及动脉粥样硬化,使血管壁内膜增厚,血管弹性改变等。国内多项研究表明即使无明显心血管疾病的吸烟者,内皮功能及血管弹性的损伤已出现,且与吸烟剂量正相关。积极戒烟对改善大动脉弹性并改善预后具有重要意义。

研究表明,吸烟可导致高血压前期人群静息心率加快,其机制可能是交感神经兴奋,导致心率加快,交感神经兴奋刺激肾上腺素释放引起血管收缩从而导致血压升高。高血压前期的转归具有双向性,目前对高血压前期人群的干预基础是改变生活方式,通过积极改善生活方式高血压前期不一定发展为高血压,但由于缺乏大规模的前瞻性研究,我国的高血压指南仍未提出高血压前期的干预措施。戒烟有可能是延缓高血压前期进展的有效措施,并且戒烟是一个完全可控且收益巨大的措施。

3. 吸烟联合高血压对心血管病的影响

鉴于我国是世界上最大的烟草生产国和消费国,人群中高血压患病率和吸烟率均较高,而吸烟和血压升高并存时能进一步增加高血压患者心血管疾病死亡和全因死亡风险。因此,有必要对高血压患者同时开展降血压和戒烟指导,从而减少我国高血压患者的心血管疾病死亡数和总死亡数。

研究发现在西方女性人群中,吸烟与高血压在致心肌梗死发病率增加具有协同作用。该研究纳入了 10 619 名瑞典女性人群,应用加性模型分析了吸烟与高血压、糖尿病、高血脂的交互作用,结果显示,仅吸烟与高血压之间的交互作用达到统计学显著性,吸烟与高血压的协同指数为 1.97(95% CI 1.30, 3.10),需要指出的是,他们定义高血压的标准是收缩压≤160 mmHg,和/或舒张压≥95 mmHg,且并没有将收缩压和舒张压区别分析。亚太队列研究发现吸烟联合收缩压致出血性中风具有协同作用,且该交互作用仅限于男性和老年人群,不过该分析是基于乘法模型的评价,与我们的结果不便直接比较。应用乘法模型评价生物交互作用,另一个研究也发现了男性中吸烟联合高血压致纤维蛋白原水平升高(斑块和血栓进展的危险因素)存在协同作用,但该研究为横断面调查研究。在一个英国中年队列人群(年龄在 40~59 岁)中也发现了吸烟与高血压(≥160/90 mmHg)的协同致中风发病危险增加,与血压正常的不吸烟者相比,吸烟的高血压者中风发病的相对危险增加了 2 倍之多。

这些不同研究的结果显示,尽管这些人群心血管疾病危险因素有所不同,但吸烟和血压水平升高与心血管疾病危险增加不仅具有独立的相关性,还可能具有生物交互作用。从吸烟导致心血管疾病发病危险增加的机制看,血管功能障碍致心血管疾病理论可以解释这种生物交互作用。一方面,烟草吸入促进交感神经兴奋,向肌肉、皮肤和心脏血管的射血量增加,引起血压短暂性升高,同时吸烟使冠状动脉血管血流降低,冠状动脉疾病的发病危险增加;另一方面,吸烟导致动脉的压力感受器的敏感性下降;交感神经的兴奋和动脉压力感受器敏感性下降的损伤可能直接导致动脉的扩张能力下降,从而引起血压的升高。有研究证实,在冠心病患者(劳力性心绞痛)中,肌肉的交感神经敏感性水平低,即血管的加压反射功能减低,这些研究对象在吸烟之后血压仍然升高,证实吸烟既可以通过直接的外周效应也可以通过间接的中心效应来刺激交感神经活性进而升高血压。

4. 结语

由于我国高血压患者对高血压病知晓率低,对高血压的危害认识不够,很少能主动进行血压检测,大多是等到出现临床症状才就医;同时农村居民的主动吸烟和被动吸烟的比例都非常高。因此加强有关高血压防治和吸烟危害知识的健康教育势在必行,尤其应积极倡导戒烟和公共场所禁烟的活动。

不论是主动吸烟还是被动吸烟,都对血压有影响,因此吸烟的高血压患者本身戒烟的同时,还要拒绝吸"二手烟",尽量保持在无烟的环境里生活,远离烟草,远离危害源。对戒烟困难的高血压患者,可以找烟的替代品,帮助其快速戒烟。

参考文献

[1] Patel SA, Winkel M, Ali MK, et al. Cardiovascular Mortality Associated With 5 Leading Risk Factors: National and State Preventable Fractions Estimated From Survey Data[J]. Ann InternMed, 2015, 7(30): 873 – 876.

［2］陈伟. 吸烟与高血压患者心血管疾病死亡和全因死亡关系的前瞻性队列研究［J］. 实用心脑肺血管病杂志,2015,23(11):5-9.

［3］Lim SJ,Gombojav B,Jee SH,et al. Gender-specific combined effects of smoking and hypertension on cardiovascular disease mortality in elderly Koreans:The Kangwha Cohort Study［J］. Maturitas,2012,73(4):331-336.

［4］Jacobs Jr DR,Adachi H. Cigarette smoking Andmortality risk:twenty-five-year follow-up of the Seven Countries Study［J］. Archives of Internal Medicine,1999,159(7):733-740.

［5］Kenfield SA,Stampfer MJ. Smoking And smoking cessation in relation to mortality in women［J］. JAMA:the Journal of the American Medical Association,2008,299(17):2037-2047.

［6］胡文斌,张婷,史建国,等. 男性吸烟与高血压病的剂量-反应关系［J］. 中华心血管病杂志,2014,42(9):773-777.

［7］RothwellPM. Limitationsoftheusualblood-pressurehypothesisandimportanceofvariability,instability,andepisodichypertension［J］. Lancet,2010,375(9718):938-948.

［8］Le Devehat C,Khodabandehlou T,Vimeux M. Impaired hemorheological properties in diabetic patients with lower limb arterial ischaemia［J］. Clin Hemorheol Microcirc,2001,25(2):43-48.

［9］付晓军,王辉,李洁. 高血压病人的中医时间护理干预分析［J］. 现代医药卫生,2015,(6):913-915.

［10］刘永欣,吕妍琨,孙云,等.不同剂量吸烟对健康男性动脉弹性和内皮功能的影响［J］.中国全科医学,2011,14(20):2271-2272.

［11］胡文泽,韩凌,骆景光,等. 吸烟对高血压患者大动脉弹性影响的研究［J］. 临床和实验医学杂志,2012,11(13):1023-1024.

［12］李海军,王景广. 高血压前期患者吸烟状态对静息心率及血脂的影响［J］. 山西医药杂志,2016,45(6):721-723.

［13］Nakamura K,Barzi F,Lam TH,et al(Asia Pacific Cohort Studies Collaboration). Cigarette smoking, systolic blood pressure, and cardiovascular diseases in the Asia – Pacific region[J]. Stroke, 2008,39(6):1694 – 1702.

[14] Tuut M, Hense HW. Smoking, other risk factors and fibrinogen levels. evidence of effect modification[J]. Ann Epidemiol, 2001,11(4):232 – 238.

[15] Linneberg A, Jacobsen RK, Skaaby T, et al. Effect of Smoking on Blood Pressure and Resting Heart Rate：A Mendelian Randomization Meta – Analysis in the CARTA Consortium[J]. Circ Cardiovasc Genet, 2015, 8(6):832 – 841.

[16] Janzon E, Hedblad B, Berglund G, et al. Tobacco and myocardial infarction in middle – aged women：a study of factors modifying the risk[J]. J Intern Med, 2004, 256(2)：111 – 118.

二、吸烟与脂代谢紊乱

我国心血管疾病的死亡率呈明显上升趋势,烟草消耗和青少年的吸烟率也呈上升趋势。冠心病最主要的危险因素有糖尿病、冠心病的早发家族史,脂代谢紊乱,肥胖等。吸烟是冠心病的重要危险因素,吸烟者患冠心病的危险度是不吸烟者的1.5~4倍。吸烟可能通过多种机制促进动脉粥样硬化的发生,其中与吸烟相伴随的脂代谢变化可能起着重要的作用。

烟草中含有多种化合物,与冠心病有关的主要是尼古丁和一氧化碳,动物实验已证实烟草中尼古丁和一氧化碳可升高三酰甘油。烟草烟雾中的尼古丁具有拟交感活性,可促进儿茶酚胺和其他神经递质的释放,儿茶酚胺导致脂质分解增加,能使游离脂肪酸增加,后者涌入肝脏,可刺激肝脏大量合成三酰甘油(TG)、极低密度脂蛋白胆固醇(VLDL – C),同时脂蛋白脂肪酶(LPL)活性降低,使VLDL中TG降解减少,进一步升高TG。

国内外研究证实,长期吸烟者常伴有胰岛素抵抗(IR)或高胰岛素血症。IR的发生可能是由于尼古丁、一氧化碳及各种环类化合物使胰岛素敏感性降低,尤其是尼古丁。长期吸烟可增加胰岛素拮抗激素的分泌,还可增加胰岛素原的分泌,从而加重胰岛素抵抗。而胰岛素抵抗与脂代谢紊乱密切相连,其机制可能是:①胰岛素敏感性下降,胰岛素抑制血中游离脂肪酸浓度的作用下降,导致其浓度升高。进入肝脏的游离脂肪酸增加,刺激肝脏合成及释放 VLDL 增加。②IR 使 LPL 活性降低,使 VLDL 中 TG 降解减少,进而造成高 TG 血症。③IR 使肝脂酶活性增加,高密度脂蛋白胆固醇(HDL - C)分解加速,致 HDL - C 水平降低。④IR 可与肿瘤坏死因子 α(TNF - α)相互作用,TNF - α 可刺激三酰甘油合成,从而使血脂升高。

HDL - C 的主要载脂蛋白为载脂蛋白 A(ApoA),它部分来自 VLDL - C 的分解,当肝脏内 VLDL - C 合成增加时,ApoA 分解必然增加,导致 HDL - C 水平下降。HDL - C 是抗动脉硬化因子,其抗动脉硬化的作用在于 HDL - C可将外周组织内过量的胆固醇转移至肝脏,大部分变为脂肪酸,因此,当血液中的 HDL - C 下降时,可减少胆固醇从动脉壁上的消除,使胆固醇聚集在动脉壁中,加速动脉硬化的发展,使患冠心病的危险性增加。因而,吸烟对冠心病的危险可以说至少是部分通过影响高、低密度脂蛋白而发生作用。有研究发现无论是从不吸烟者,还是长期吸烟者,短时大量吸烟均可降低 HDL 的抗氧化和抗趋化能力。吸烟使血清总胆固醇值增加,特别是 TC/HDL - C 比值增加。

低密度脂蛋白胆固醇(LDL - C)是促进动脉硬化的因子,在血管内皮功能受损的条件下,血 LDL - C 可透过内皮下层,经过氧化,进入巨噬细胞内使之变成泡沫细胞,泡沫细胞聚集成脂质核心,是动脉硬化的主要成分。高 TG 血症是冠心病的独立危险因素,Framinghan 研究及赫尔辛基心脏病研究均发现,TG 升高可致冠心病发生的危险性增加。TG 可通过影响脂蛋白的交换,增加致动脉粥样硬化的小而致密的 LDL - C(sLDL)的生成,降低 HDL - C 水平,从而促进动脉粥样硬化形成,使冠心病的危险显著增加。

LDL - C 增高是冠心病的独立的致病性危险因素,但天然 LDL 并不直接导致动脉粥样硬化,化学修饰特别是氧化修饰形成的氧化低密度脂蛋白(Ox-LDL)是致动脉粥样硬化发生和发展的关键步骤,它在泡沫细胞形成过程中起重要作用,是一种重要的致动脉硬化的脂蛋白。吸烟可改变 LDL 的生物特性,增加 Ox-LDL 生成。其机制可能是 LDL 氧化的过程是由自由基如氧自由基·O_2^-、羟自由基·OH 等介导的,而吸烟是诱发体内活性氧生成的一种来源,烟草燃烧产生的烟雾中含有许多氧化剂和促氧化剂,当机体长期受到烟草烟雾中有害物质的刺激而无法代偿时,导致自由基产生过多及机体抗氧化防御作用损伤而致脂质过氧化物增多,加之体内超氧化物歧化酶(SOD)消耗增加,造成血液中 SOD 不足,进而抑制和影响体内 SOD 等抗氧化物对自由基的清除,造成组织细胞发生脂质过氧化作用等一系列损害效应;吸烟还可以引起血液黏稠度增加,降低红细胞的变形能力,增加血小板的聚集性,提高 LDL 的氧化易感性,使 Ox-LDL 生成增加。

美国 Framingham Heart 研究结果指出,TC/HDL-C 比值对评估冠心病的危险性颇具意义,当 TC/LDL-C >4.5 时,冠心病发生的危险性明显增加。据文献报道,吸烟>100 支/年才与冠心病相关,年吸烟量越大,吸烟年限越长,冠心病的相对危险度越高,患病率亦明显上升,即随吸烟程度与吸烟量的增加 TG、LDL-C 呈上升的趋势而 HDL-C 呈下降的趋势。

在荟萃分析中发现吸烟者与不吸烟者相比,总胆固醇(TC)和 LDL-C 水平增加;也有研究发现,在不吸烟者、戒烟者和当前吸烟者之间,TC 与 LDL-C 没有显著差异。国外学者发现吸烟与欧洲男性 LDL-C 有肯定的关系,却与非洲男性没有关系;并且发现尽管男性和女性吸烟者与不吸烟者相比 LDL-C 有较大增加,然而在黑人女性中吸烟却降低 LDL-C。分析原因可能为:种族差异,年龄和性别,饮食生活方式和公共卫生意识差异,其他未知晓的影响因素等。

一项对 54 篇相关文献的荟萃分析显示:与不吸烟者相比,吸烟可以增加

TC(3%)、TG(9.1%)和 LDL - C(I.7%),而降低 HDL - C(5.7%)。既往研究也提示吸烟对血脂的影响是"剂量依赖性"的,并且饮酒和身体质量指数(BMI)对血脂也有影响。吸烟量越大,血脂异常就越明显,通过与戒烟者的比较,戒烟能有效改善血脂异常。

预防心血管疾病必须早期开始,特别是早期去除吸烟等危险因素,对预防冠心病有重要意义。经过大量流行病学研究,现已公认,停止吸烟后冠心病危险度迅速下降,戒烟1年,危险度可降低50%,甚至与不吸烟者相似,10年可以完全消失。研究表明戒烟后 TG 较吸烟者有明显下降。吸烟与血清HDL - C 水平负相关,但停止吸烟1年后,血清 HDL - C 可逐渐恢复。尽管戒烟者在表面上呈现出与从未建立吸烟习惯者相同的"不吸烟"状态,但内涵上,两者是有区别的。戒烟后至少48个月之内,血清 HDL - C 水平仍低于从未建立吸烟习惯者。吸烟对血清 HDL - C 水平的负面影响或许是长期存在且不可完全逆转的。

参考文献

[1] Bryan C. Bergman, Leigh Perreault, Devon Hunerdosse, et al. Novel and Reversible Mechanisms of Smoking – Induced Insulin Resistance in Humans[J]. Diabetes, 2012, 61(12): 3156 –3166.

[2] Bryan C. Bergman, Leigh Perreault, Devon M. Hunerdosse, et al. Intramuscular LipidMetabolism in the Insulin Resistance of Smoking[J]. Diabetes, 2009,58(10): 2220 –2227.

[3] 陈泓颖,常晖,王子熹,等. 短时大量吸烟对长期吸烟者和不吸烟者高密度脂蛋白功能影响的实验研究[J]. 中国循环杂志,2012,27(5):357 –360.

[4] Hui Yang, Ahmed Salah Salem Mohamed, et al. Oxidized low density lipoprotein, stem cells, and atherosclerosis[J]. Lipids Health Dis, 2012,11: 85.

[5] 李健民,杨希力.血脂和吸烟与冠心病的关系[J].实用医学杂志,2000,16(5):

362 – 363.

[6] Farin HM,Abbasi F,Kim SH,et al. The relationship Between insulin resistance and dyslip-
idaemia in cigarette smokers[J]. Diabetes Obes Metab,2007,1:65 – 69.

[7] 陆胚能,孙宁玲.吸烟量与冠心病的关系的病例对照研究[J]. 中华流行病学杂志,
2002,23(4):297 – 300.

[8] 赵水平主编,临床血脂学[J].长沙:湖南科学技术出版社,1997:314.

[9] 毕小云,邓小玲,肖琴,等.吸烟对血脂的影响[J].重庆医科大学学报,2004,29(1):
80 – 82.

三、吸烟与冠状动脉硬化性心脏病

大量研究表明,冠心病发生发展与吸烟有着密不可分的关系,吸烟者冠心病患病风险是不吸烟者的 3 倍左右,而在 40 岁以下年轻组,这种风险增加到 7 倍。尤其近年来随着人口老龄化加剧,冠心病死亡率呈现逐渐上升的趋势,吸烟与高脂血症、糖尿病等一起被列为冠心病的重要危险因素,因此,从源头上进行阻断,逆转吸烟等可控的危险因素,尽早实施冠心病的一级预防具有更为重要的意义。

1.吸烟导致冠心病增加的原因

大量研究证明吸烟是冠心病的独立危险因素,无论是被动吸烟还是主动吸烟都会增加冠心病的发病风险;即使只是暴露在极低剂量的烟草浓度中,也会显著增加冠心病的发病风险。各种基础实验均证实,吸烟可干扰体内正常的氧化应激反应,导致体内自由基显著增加,最终导致内皮功能不全,血液中脂质物质沉积于血管壁增多,启动粥样硬化斑块形成;持续高氧化状态严重影响血脂代谢水平,影响动脉粥样硬化进而发展至冠心病;吸烟可同时引起晚期糖基化终产物的增加,激活巨噬细胞和中性粒细胞等炎性细胞,促进白细胞黏附,增加白介素 – 12 分泌,刺激细胞因子释放,进而损伤血管内皮细胞加重冠状动脉粥样硬化的进程;吸烟促进血液高凝状态,增

加血小板聚集,当血小板激活后也进一步损伤血管内皮细胞,诱发血管痉挛,进一步加重冠状动脉缺血,加速疾病进程。当吸烟与其他危险因素互相影响形成协同作用的恶性循环时,患者并发症明显增多,死亡风险大大增加。

2. 吸烟增加冠心病急性缺血事件,发生风险和死亡风险

对 2172 例急性冠状动脉综合征患者进行的 10 年随访研究显示,每年吸烟量大于 60 包以上的患者发生急性冠状动脉综合征风险增加 24.6%,死亡风险增加 57.8%;而每年吸烟量每增加 30 包时,致死性急性冠状动脉综合征发生率随之增加 8%。值得注意的是,其中 52% 的患者长期暴露于"二手烟"的环境中,这类人群再次发生急性冠状动脉综合征的风险增加了 33%。该试验随访时间长,研究人群数量较为庞大,结果更为可信,该研究结果提示无论是主动吸烟还是被迫吸入"二手烟"的患者,发生急性冠心病事件的可能性都要明显增加,且与吸烟量存在相关。

3. 吸烟对冠心病支架植入术患者预后的影响

冠心病的治疗中,经皮冠状动脉介入治疗术(PCI)是一种常见方法,而其中,常见的为支架植入术。有研究探讨了吸烟对冠心病支架植入术患者预后的影响,认为 PCI 术后吸烟是术后发生非致死性心肌梗死的危险因素之一,与戒烟组比较,吸烟组患者心绞痛、非致死性心肌梗死发生率明显升高;但对死亡率及因心脏病所致再住院率无明显影响。

对于吸烟对冠心病患者支架植入术后的影响,也有研究显示,相比持续吸烟患者而言,术后戒烟患者支架内再狭窄率得到显著降低。

同时,吸烟干扰正常躯体感觉,通过 SF - 12 健康调查量表和西雅图心绞痛量表(SAQ 评分)评估吸烟者 PCI 术后的健康状态发现,吸烟者 SF - 12 健康调查量表评分明显降低,反映吸烟者总体来说躯体功能更差,而从未吸烟者和戒烟者心绞痛发作明显减少,SAQ 评分显示的生活质量显著提高。尽管如此,12 个月的生存率方面吸烟的影响尚不显著。

4.戒烟对冠心病患者的影响。

对存在吸烟史的男性冠心病患者进行的研究结果显示,戒烟 3 个月后血脂开始变化,戒烟 1 年后则出现明显改善,尤其对高密度脂蛋白胆固醇及血液流变学改善呈持续有益作用;而在改善颈动脉内膜厚度方面,较短时间戒烟效果不明显,但戒烟 1 年后可逆转性改变颈动脉内膜厚度,从而显示戒烟在预防心脑血管病方面具有极为重要的意义。尽管吸烟是一种可控、可逆转的危险因素,但由于吸烟成瘾性、患者的依从性差,同时合并较多的社会因素等,戒烟的成功率较低,需要包括心脏病科医生在内的各学科医生的积极宣教、共同干预,使患者尽早戒烟,从而更好地起到心血管疾病等的预防作用,减少吸烟所致的一系列疾病的发生和发展,减轻由此产生的巨大医疗费用。

参考文献

[1] 陈伟伟,高润霖,刘力生,等.《中国心血管病报告 2015》概要[J].中国循环杂志,2016,31(6):521-528.

[2] Prasad K, Dhar I, Caspar-Bell G. Role of Advanced Glycation End Products and Its Receptors in the Pathogenesis of Cigarette Smoke-Induced Cardiovascular Disease[J]. The International journal of angiology: official publication of the International College of Angiology, Inc.,2015,24(2):75-80.

[3] Ambrose JA, Barua RS. The pathophysiology of cigarette smoking and cardiovascular disease: An update[J]. Journal of the American College of Cardiology, 2004,43(10):1731-1737.

[4] 陈强,吴容展,潘华福.吸烟对冠心病支架植入术患者预后的影响[J].心血管康复医学杂志,2013,22(2):130-132.

［5］Notara V, Panagiotakos DB, Kouroupi S, et al. Smoking determines the 10 – year（2004—2014）prognosis in patients with Acute Coronary Syndrome：the GREECS observational study［J］. Tobacco induced diseases, 2015,13：38.

［6］Guarino F, Cantarella G, Caruso M, et al. Endothelial activation and injury by cigarette smoke exposure［J］. Journal of Biological Regulators & Homeostatic Agents, 2011,25（2）：259 – 268.

［7］耿庆山,周颖玲,黄文晖,等.戒烟对糖尿病合并冠心病患者冠状动脉支架植入术后预后的影响［J］.中华行为医学与脑科学杂志,2005,14（8）:695 – 696.

［8］Haddock CK, Poston WSC, Taylor JE, et al. Smoking and health outcomes after percutaneous coronary intervention［J］. American heart journal, 2003,145（145）:652 – 657.

［9］王小庆,孙艳,陈丽星,等.戒烟对冠心病患者血脂、血液流变学及颈动脉内膜中层厚度的影响［J］.广东医学,2009,30（11）:1644 – 1646.

四、吸烟与心律失常

吸烟可引起人体多系统器官功能损害,尤其是对心血管系统损害较为明显,已证实吸烟与高血压、冠心病、肺心病、肺癌等疾病密切相关,但对吸烟与心律失常关系的研究相对较少。殊不知,吸烟时烟中所含的大量有害物质随烟雾吸入肺中,可迅速地被吸收到血液里,随血液进入心脏,并危害心脏、血管、神经中枢系统,即可发生心律失常。吸烟可引起多种类型的心律失常,包括窦性心动过速、期前收缩、异位心动过速,以及窦性心动过缓、房室传导阻滞、心房扑动、心房颤动、心室颤动等。

在正常情况下,心脏的跳动是规律而整齐的,成年人心率一般为 60～100 次/分,当心跳失去原有的节律性,变得过慢、过快或者快慢不一、强弱不均时,即发生了心律失常。心跳过快或过慢都将严重影响心功能,患者出现心悸、头晕、乏力、胸闷气短等不适症状,严重者可出现黑蒙、晕厥甚至发生猝死。研究发现,吸烟人群发生心律失常的比率是不吸烟者的 3 倍,提示吸烟可以诱发心律失常。

一氧化氮、一氧化碳、硫氰酸盐、氰氢酸、丙酯、氨及芳香化合物、硫氰酸盐等能抑制细胞呼吸,加重尼古丁与一氧化碳对心脏和血管的损害。这些有毒物质可对心肌产生直接损害,如尼古丁可使人产生依赖性,对心血管的危害最大。尼古丁约在吸烟后 7 秒内即可进入脑内,兴奋中枢神经系统,使大脑皮质精神活动亢进,引起血压升高,心动过速。同时,尼古丁作用于交感神经节和肾上腺,使血液中儿茶酚胺类物质浓度升高,导致心肌细胞兴奋性和自律性增高,心率加快,周围血管及冠状动脉血管痉挛,血压增高,心肌耗氧量增加。同时这些血管活性物质,还可以直接损伤血管内皮,使血流减慢,血液黏滞性增大,血小板黏附性加大,纤溶酶活性降低,反过来又影响冠状动脉的供血,引起心律失常的发生。尼古丁还可直接使心肌应激性增高,室颤阈下降,减慢传导速度,易形成微折返而诱发心律失常。一氧化碳在每支卷烟雾中含 1% ~ 5%,其与血红蛋白的结合力比氧气大 250 倍左右,因而形成大量碳氧血红蛋白,使血液携氧能力下降,组织供氧不足,导致心肌缺氧,心脏兴奋性增高,可诱发室颤等严重的心律失常。

烟草雾中有害物质进入人体后,可引起血液中血管紧张素、内皮素、脂质过氧化物水平升高,而血液中超氧化物歧化酶、谷胱甘肽等降低,血液黏滞度增高。这些改变可间接损害心肌,导致心律失常。

据世界卫生组织公布,在工业发达国家中,65 岁以下的男性 75% 的慢性支气管炎、肺气肿和 25% 的冠心病患者的死亡是由吸烟所引起。1998 年,有研究证明吸烟是脑卒中的独立危险因素。而心、肺、脑疾病均有较高的心律失常发生率。

吸烟能加速多种药物的代谢和排泄,可严重影响药物的疗效。如氨茶碱等药物作用于吸烟者,其分解与排泄速度比不吸烟者快 3 倍,疗效降低;吸烟者服用去痛片等解热镇痛药,其疗效仅为不吸烟者的 10%;吸烟者口服甲苯磺丁脲、苯乙双胍或注射胰岛素等降糖药，通常需要较不吸烟者相应增加15%～30%的剂量方能达到疗效。此外，吸烟还会影响药物吸收，因吸烟使血管收缩，加之延迟胃部的排空时间。这些也是诱发心律失常的因素。

吸烟所诱发的心律失常中，最常见的是期前收缩，又称为早搏。是由心脏某一部分的兴奋性异常增高引起，交感神经兴奋是最常见的原因，可发生于正常人或心脏病患者。

美国一项研究最新发现，不仅肥胖症、高血压和糖尿病等与心房颤动发生相关，吸烟也会增加心律失常－心房颤动的危险，这是首次发现吸烟与心房颤动的联系。这项研究涉及1.5万名45～64岁的成年人。研究人员对被调查对象进行了平均13年的跟踪调查，在这期间，被调查对象中共有876人患上心房颤动。研究人员对比了吸烟者和非吸烟者患有心房颤动的概率。结果发现，与从未吸烟的人相比，曾经吸烟但后来戒烟的人罹患心房颤动的风险要高出1.32倍，现行吸烟者则要高出2倍。心房颤动简称房颤，是指心肌失去了有规律的舒缩活动，代之以快速而不协调的颤动，导致心房不能正常有效收缩。它可引起严重的并发症，如心力衰竭和动脉栓塞，严重威胁健康。据统计，美国每年新诊断的房颤病例达16万。烟雾中的尼古丁可诱发心房纤维化，增加心房组织胶原总体数量，进而引发心律失常，其中女性吸烟者房性心律失常复发率明显增高。其机理可能与有害物质直接和间接损害心脏自主神经、儿茶酚胺分泌异常等有关。

心率变异性(HRV)作为反映心脏自主神经功能的无创可重复定量评估方法，日益受到关注。已有研究认为HRV可作为心脏性猝死的独立预测指标。主要原因是交感张力增高与迷走张力降低，使室颤阈降低，心电不稳定性增高，易发严重室性心律失常。

全身各系统均受自主神经系统的调节，支配心脏的自主神经包括心脏交感神经和副交感神经。正常心脏自主神经维持着心脏正常的节律、心功能平衡。一旦这种平衡受到破坏,将会导致心律失常的出现和心力衰竭的加重,甚至猝死。已有资料证实无症状吸烟者交感神经张力明显增强,副交感神经张力明显减低;急性心肌梗死患者吸烟组比不吸烟组副交感神经张力明显降低。

由于交感神经与副交感神经之间的平衡失调,表现为交感神经功能亢进,副交感神经功能受到抑制,易促发室性早搏的发生。其机制可能为尼古丁损伤脑动脉、冠状动脉的收缩作用及小气道,造成心脑缺氧,使中枢神经系统对心脏的支配能力降低;且尼古丁能与神经细胞内 N 胆碱受体结合阻断神经节内兴奋传导,而副交感神经节的快突触电位由胆碱能神经受体传递。因此吸烟可使副交感神经对心脏的保护作用减弱,交感神经、副交感神经的平衡失调,使心肌不应期缩短,心室颤动阈值降低,从而在心肌病变等基础上较易发生致死性室性心律失常,特别见于患有冠心病、心力衰竭等心脏疾病的高危人群。

吸烟与心律失常的发生密切相关,同时还可能增加抗心律失常药物在体内的代谢,从而降低药物的抗心律失常作用。如普萘洛尔、美托洛尔、阿替洛尔等 β 受体阻滞剂在吸烟患者体内的血药浓度降低,因此吸烟削弱了这些药物对心脏的有益作用。因此,戒烟是心律失常患者的一项必要措施。

参考文献

[1] 张开滋,吾柏铭,慈书平,等.临床心律失常[M].长沙:湖南科学技术出版社,2001:187-190.

[2] 毕红军,慈书平,戴煌.吸烟与心律失常关系的研究[J].实用心电学杂志,2009,18(3):200-201.

[3] Wengen Zhua, Ping Yuana, Yang Shena, et al. Association of smoking with the risk of inci-

dent atrial fibrillation：A meta – analysis of prospective studies［J］．International Journal of Cardiology，2016，218（1）：259 – 266.

［4］郭晋平，胡大一，高明明.吸烟对心脏自主神经功能的影响［J］.临床心电学杂志，1999，8：29.

［5］方向宏，杨爱兰.吸烟的急性心肌梗死患者心率变异性时域指标分析［J］.心电学杂志，2000，19：210.

［6］孙华群，唐继志，方永生，等.心率变异性评价吸烟的室性心律失常患者自主神经功能［J］.心电学杂志，2002，21（1）：19 – 20.

五、吸烟与周围血管疾病

临床上将心脑血管病以外的血管疾病，包括动脉、静脉及淋巴三个系统的疾病统称为周围血管疾病。周围血管病可导致机体血液循环障碍，局部组织呈慢性缺血缺氧状态。

周围血管病中的静脉类疾病主要包括原发性下肢静脉曲张、深静脉血栓等，下肢静脉曲张病因主要是静脉壁薄弱、静脉瓣膜缺陷以及浅静脉压力高，深静脉血栓病因主要是静脉损伤、血流缓慢和血液高凝状态（妊娠、产后术后、创伤、长期服用避孕药、肿瘤组织裂解产物等）三大因素。目前研究中未发现静脉性周围血管病与吸烟有直接关系。

周围动脉疾病（PAD）包括主动脉和肢体供血动脉的狭窄和阻塞性病变。这些病变主要与动脉硬化有关，炎症性、遗传性发育不良和创伤性周围动脉疾病仅占所有 PAD 病例的 5% ~ 10%。高血糖或糖尿病等疾病引起的周围血管病变可表现为周围血管疾病，可以说是周围血管疾病的另外一种独特形式。非侵袭性检查手段显示无症状的 PAD 发病率比有症状者高 3 倍。有症状的 PAD 患者占 55 ~ 74 岁年龄段人群的 4.5%，大约 20% 的老年人患有有症状或无症状的 PAD。有症状的动脉硬化对下肢的血液供应影响比较大。动脉硬化相关的 PAD 的发生发展与性别（男性）、年龄、糖尿病、吸烟、高血压、高胆固醇血症、高纤维蛋白原血症和高半胱氨酸血症呈正相关。其中,吸烟为最重要的单一高危因素,吸烟者发生 PAD 的概率较非吸烟者高 3 倍,多个危险因素并存会增加 PAD 的发病率。

吸烟是公认的致动脉粥样硬化的危险因素,吸烟导致下肢动脉疾病的危险较冠状动脉疾病高 2~3 倍,而且 80% 以上的下肢动脉疾病患者都有吸烟史。下肢动脉疾病的危险与每天及每年的吸烟量呈较强的剂量依赖性,吸烟还增加无症状 PAD 的进展。研究发现,相对于其他危险因素,吸烟与糖尿病患者下肢动脉病变有更高的相关性。主动吸烟与被动吸烟均可增加动脉粥样硬化发生的风险,参与 PAD 的进展。爱丁堡动脉研究发现,与不吸烟者相比,吸烟者 PAD 发生率高 1~3 倍,且与患者吸烟史和吸烟指数呈正相关。如果吸烟开始年龄 ≤16 岁,这种风险会翻倍,间歇性跛行风险增加 3~10 倍,并使 PAD 的发生时间提前 10 年左右。吸烟指数也是糖尿病患者 PAD 发生的独立危险因素,提示吸烟增加糖尿病患者 PAD 的发生风险,且与吸烟的总量有关。

吸烟与下肢动脉疾病(PAD)的关系国内外都有研究。有研究发现,年龄40~98 岁的患者吸烟致下肢动脉疾病的相对危险度为 1.48,即吸烟者患病风险是非吸烟者的 1.48 倍;何耀等的研究发现,现在(持续)吸烟者中患间歇性跛行的相对风险男性是 2.22,女性是 1.92,戒烟可降低老年人下肢动脉疾病的患病风险。被动吸烟亦会增加女性的下肢动脉疾病的患病风险(OR 为1.87)。法国一项前瞻性研究发现,吸烟者发生下肢动脉疾病的风险是非吸烟者的 1.6 倍。

血栓闭塞性脉管炎(Buerger 病)是一种累及血管的炎症性、节段性和周期发作的慢性闭塞性疾病。累及中小动静脉全层,主要侵袭四肢中小动静脉,尤其是下肢血管,好发于男性青壮年。病因的外来因素和内在因素主要有大量吸烟,寒冷与潮湿的生活环境,慢性损伤和感染;内在因素有自身免疫功能紊乱,性激素和前列腺素失调以及遗传因素。病因中吸烟最为重要。吸烟者血液中的烟草糖蛋白可以引发细胞和体液免疫反应,促使脉管炎的发生。另外,烟草中的主要有害成分为尼古丁、一氧化碳等多种物质。尼古丁兴奋交感神经,引起血管收缩,还可通过复杂的机制影响内皮功能、体内代谢等,其中吸烟促使内皮功能受损是重要机制之一。血管内皮通过硫酸肝素上的负电荷结合来自实质细胞的脂蛋白脂酶,即脂蛋白脂酶最后定位于血管内皮上。血管内皮上富含脂蛋白脂酶。烟雾中含有超氧自由基,吸烟会损伤血管的内皮,使脂蛋白脂酶量减少,脂蛋白中的甘油三酯降解减少,导致血液中甘油三酯水平升高。烟雾中含有超氧自由基,自由基进入血液后会使 LDL 发生氧化,形成氧化的 LDL,氧化的 LDL 更易被单核 – 吞噬细胞吞噬,而不易被巨噬细胞降解,导致巨噬细胞转变为泡沫细胞,进而发生动脉粥样硬化。血管内皮功能受损,毛细血管血流减慢,逐渐形成血栓和血管闭塞,出现肢体血液循环障碍。戒烟可以使病情缓解,再度吸烟又可使病情加重。因此,只有彻底戒烟才能从根本上控制脉管炎。

断指再植术是将离断手指的血管、神经及其他组织进行再植修复与重建,而再植指是否成活主要依赖于重建血管的循环功能。断指再植术后因吸烟导致再植指发生血管危象而使再植指死亡已有不少报道,因此术后戒烟已成为常规。

长期吸烟对手指微血管循环也有一定的影响。烟草中约含 210 种可疑化合物及有毒物质,长期吸烟患者患外周血管疾病比不吸烟患者高 2 ~ 9倍,原因可能是长期吸烟患者血液中所含的烟草有毒物质抑制了血管内皮细胞合成和分泌血管活性物质,以及周围血管内皮细胞释放的内皮源性舒张因子减少,因而导致血管内膜增生,血管弹性下降。长期吸烟患者周围血管损害的程度主要取决于每日吸烟的数量。因此,戒烟对防治周围血管病至关重要。

参考文献

[1] 刘佳,王佑民,冯双双.吸烟对 2 型糖尿病男性患者血脂水平的影响[J].安徽医科大学学报,2015,50(2):198 - 200.

[2] 罗盈怡,李觉,余金明,等.吸烟对下肢动脉疾病影响的研究[J].中华医学杂志,2005,85(43):3071 - 3073.

[3] He Y,Lam TH,Jiang B,et al. Passive smoking and risk of peripheral arterial disease and ischemic stroke in Chinese women who never smoked[J]. Circulation,2008,118(15):1535 - 1540.

[4] Tapp RJ,Balkau B,Shaw JE,et al. Association of glucose metabolism,smoking and cardiovascular risk factors with incident peripheral arterial disease:the DESIR study[J]. Atherosclerosis,2007,190(1):84 - 89.

[5] Rahmanm,Laher I. Structural and functional alteration of blood vessels caused by cigarette smoking:an overview of molecular mechanisms[J]. Curr Vase Pharmacol,2007,5(4):276 - 292.

[6] De Haas M,Kerst JM,Van der Schoot CE,et al. Granulocyte colony - stimulating factor administration to healthy volunteers:analysis of the immediate activating effects on circulating neutrophils[J]. Blood, 1994, 84(11):3885 - 3894.

[7] Strauss RG. Therapeutic granulocyte transfusions in 1993 [J]. Blood, 1993, 81(7):1675 - 1678.

[8] Price TH. Granulocyte transfusion: current status[J]. Semin Hematol, 2007, 44(1):15 - 23.

[9] Drewniak A,Boelens JJ,Vrielink H,et al. Granulocyte concentrates: prolonged functional capacity during storage in the presence of phenotypic changes[J]. Haematologica,2008,93(7):1058 - 1067.

[10] 方光荣,潘达德,程国良,等.断指再植血管危象 100 例分析及处理[J].中华显微外科杂志,1981,10:193.

[11] 宋海涛,田万成,王燕,等.吸烟对再植断指血管危象发生率影响的临床观察[J].中国实用手外科杂志,2000,14(3):143-145.

[12] 王献伟.吸烟致成活三周的再植指坏死 1 例报道[J].中华手外科杂志,1998,14(1):13.

[13] 徐科.吸烟对人体的影响[J].国外医学护理学分册,1994,13(4):183-184.

[14] Kiow ski W, Linder L, Stoschitzky K, et al. Diminished vascular response to inhibition of endothelium – derived nitricoxide and enhanced vasoconstriction to exogenously administered endothelium in clinically healthy smokers[J]. Circulation, 1994, 90(1):27-34.

六、吸烟与心脏性猝死

心脏性猝死(sudden cardiac death,SCD)系指由于心脏原因引起的急性症状出现 1 h 内的无法预料的自然死亡。有研究表明,猝死人数占总死亡人数的 15%~32%,SCD 约占猝死的 60%~70%,其中 90% 的 SCD 因心律失常所致,其 80% 由快速性心律失常(室速、室颤)引起,20% 由缓慢性心律失常引起,另外 10% 原因包括心脏破裂、心包填塞、急性左心衰竭等。

据世界卫生组织统计,美国每年 SCD 人数为 20 万~45 万,日本每年的猝死率也高达 1/2 000~1/1 000。目前,我国冠心病发病率呈现快速上升趋势,而根据最新调查结果我国 SCD 发生率为 41.84 例/10 万人。即美国每分钟将有 1 人发生 SCD,而中国猝死总人数是美国的 2 倍,这意味着我国每分钟将有 2 人发生 SCD。随着我国人口的进一步老龄化,随着冠心病发病率的增加,随着慢性心血管病发病人数的递增,中国 SCD 的总人数还将进一步增高。因此,征服 SCD,任重道远。

SCD 严重威胁人类安全,是当前急诊医学最为关注的临床课题之一,减少心脏性猝死对降低心血管病死亡率具有重要的意义。

SCD 常见诱发因素包括长期吸烟、餐饮不当等。长期吸烟易增加血小板的黏附性,升高血压,降低室颤阈值,诱发冠状动脉痉挛,降低血红蛋白的携氧能力,可提高心血管等疾病易患因素,严重者可能诱发 SCD。吸烟使猝死的相对危险升高 3 倍以上,高于冠心病和心肌梗死相对危险升高的程度。在 Framinghaln 队列研究资料中,吸烟是 45~64 岁男性猝死的最重要危险因素,特别是在没有发现冠心病的患者中,吸烟是唯一可能纠正的危险因素。饮食不当,饱餐后可通过胃肠道的反射引起冠状动脉收缩,提高迷走神经的张力而诱发多种缓慢性心律失常,甚至心脏停搏。研究证实:精神刺激或紧张,情绪激动或压抑均可影响患者神经。血管中枢负担过重,使交感神经兴奋,血液中的儿茶酚胺浓度升高,心肌兴奋性提高而诱发心血管事件,甚至出现 SCD。

研究显示,吸烟越多,SCD 危险就越大。但是重要信息是,戒烟之后,这种危险可以消除。新研究发现,在没有心脏病症状的吸烟女性中,戒烟之后 5 年内 SCD 危险会立即大大降低。但是,在已确诊女性心脏病患者中,戒烟的受益需要更长时间才能得以体现。加拿大一项最新研究发现,吸烟会导致女性 SCD 危险翻倍。研究人员表示,对很多女性而言,SCD 是心脏病的第一信号。虽然吸烟是 SCD 的一大已知风险因素,但是涵盖女性心脏病患者和没有患心脏病的女性参试者的相关研究却为数不多。女性猝死发生率是男性的 30%,女性猝死的发生比男性晚 10~20 年。一项研究调查了吸烟和戒烟对参加“护士健康研究”项目的 101 018 名女性参试者 SCD 危险影响情况,在为期 30 年的跟踪调查中,SCD 病例共发生 351 例。结果发现,吸烟量和吸烟时间长短与女性 SCD 之间存在明显关联。即便是少量吸烟(每天 1~14 支香烟)也会导致女性 SCD 危险比正常女性高出近 2 倍。新研究的相关结论数据包括:①女性烟龄每增加 5 年,其 SCD 危险就会增加 8%。②每天抽烟超过 25 支的女性,猝死危险是不吸烟女性的 3 倍多。③烟龄在 35 年以上的女性,

SCD 危险是不吸烟女性的 2.5 倍。

无冠心病的女性少量至中量吸烟者猝死风险是不吸烟者的 1.84 倍,大量吸烟者猝死风险是不吸烟者的 3.3 倍,这相当于有心肌梗死患者的猝死风险,吸烟时间每增加 5 年,猝死风险增加 8%,停止吸烟后猝死风险明显下降。有冠心病的女性吸烟引起猝死的风险更高,即使戒烟后仍然有较高的猝死风险,吸烟是女性猝死的独立危险因素。

目前国际上已有的吸烟归因死亡研究多通过建立大型人群队列来完成。随着流行病学发展与大数据时代来临,如何利用现有监测体系和资源收集更多数据信息,为疾病控制提供更科学和全面的数据,是一个重要课题。天津市疾病控制中心(CDC)于 2010 年探索利用覆盖全人群的死因监测体系收集逝者的吸烟信息,采用多种措施降低死亡漏报,提高死因登记质量。截至 2014 年年底已收集含有效吸烟信息的死亡登记 323 419 例,这些数据有助于了解天津市居民 105 种疾病死亡与吸烟的关系。将吸烟情况、吸烟年限、每日吸烟量等信息纳入天津市死因监测系统,通过培训、督导、考核、医院内外抽样调查和电话复核等提高死亡报告率,降低数据缺失率和漏报率,应用多元 logistic 回归计算吸烟归因死亡风险。结果 2010—2014 年天津市的死亡报告率为 6.5‰~7.0‰,逝者吸烟信息的填报率为 95.53%,其中吸烟年限填报率为 98.63%,每日吸烟量填报率为 98.58%。与未吸烟者相比,男性吸烟与总死亡的相对危险度(RR)= 1.38(1.33~1.43)、肺癌死亡的 RR = 3.07(2.91~3.24);女性吸烟与总死亡的 RR = 1.46(1.39~1.54)、肺癌死亡的 RR = 4.07(3.81~4.35)。

导致心脏性猝死的原因大部分为心室颤动,引起心室颤动基础是心室肌细胞电活动不稳定,因而预测心室颤动对预防心脏性猝死具有重要意义。有研究证实:曾有原发性心室颤动冠心病患者,在进行心肺复苏一年中,大约有 30% 患者会复发心室颤动死亡,因此这类患者为心脏性猝死的高发人群。多数 SCD 都与猝死黑三角有关,由心脏基础病变、心电基础与体内内环境的不稳定性构成了 SCD 黑三角。这三大因素可独立引起猝死,也能相互组合、相互影响而引发猝死。在心脏基础性因素中,意指患者存在猝死高危的心血管疾病:冠心病、心力衰竭、猝死既往史、心肌病等,其猝死的发生率将比一般人群增加 5 ~ 10 倍,属于猝死高危者。当患者同时兼有几种疾病,特别当伴有 LVEF <40% ,甚至 <30% 时,其猝死的概率将进一步增加;心电基础包括心室除极与复极异常,这些都是室速、室颤发生的基础。心室除极异常包括 QRS 波增宽、有碎裂波、心室晚电位等;而复极异常的特征性心电图表现主要包括丁波,ST 段抬高或压低,Epsilon 波,QT 间期延长或缩短,T 波高耸直立、增宽、切迹,T 波倒置及异常 U 波等。SCD 一般指在 1 h 内出现的因心血管原因导致的非预期死亡事件。猝死的内环境因素不仅常见,而且多变易变,并有隐袭性。猝死发生时,其既能充当病因,又能充当诱因,令人防不胜防;内环境的不稳定,主要指自主神经的不稳定,多为交感神经的过度兴奋,迷走神经功能的低下,而电解质紊乱最多见的是低钾血症。实践已经证实,吸烟对猝死的影响除导致冠状动脉粥样硬化以外,还包括尼古丁的直接致心律失常作用。尼古丁可以使儿茶酚胺释放增加,改变钾离子通道,一过性血小板黏附增强,从而使心室颤动阈值降低,因此积极戒烟对于预防猝死有重要作用。

为了心脏和全身的健康,为了自己和他人的健康,最好不吸烟,吸烟者应尽早戒烟。

参考文献

[1] 郭继鸿. 中国心脏性猝死现状与防治[J]. 中国循环杂志,2013,28(5):323 - 326.

[2] Ipes D P,Wellens H J. Sudden cardiac death[J]. 1998,Circulation,98(21):2334 - 2351.

［3］Nichol G, Thomas E, Callaway C W, et al. Regional variation in out – of – hospital cardiac arrest incidence and outcome［J］. JAMA, 2008, 300(12): 1423 – 1431.

［4］Laukkanen JA, Jennings JR, Kauhanen J, et al. Relation of systemic blood pressure to sudden cardiac death［J］. Am J Cardiol. 2012, 110(3): 378 – 382.

［5］RoopinderKS, Monik CJ, Stephanie EC, et al. Smoking, smoking cessation, and risk of sudden cardiac death in women［J］. Circ Arrhythm Electrophysiol, 2012, 5: 1091 – 1097.

［6］童琳, 蔡琳. 女性猝死危险因素及相关疾病［J］. 心血管病学进展, 2014, 35(3)350 – 353.

［7］江国虹, 张辉, 李威, 等. 天津市利用全死因监测系统开展吸烟归因死亡的研究［J］. 中华流行病学杂志, 2016, 37(3): 381 – 383.

七、吸烟对心血管疾病药物的影响

吸烟可以影响多种药物的疗效, 包括对心血管系统疾病常用药物的疗效影响, 同时还包括对其他系统常用药物的影响, 比如解热镇痛药、H_2 受体拮抗剂、平喘药、抗精神病药物、胰岛素、避孕药和苯二氮䓬类药物等。因此, 在临床中使用药物时, 针对吸烟的患者, 应该充分考虑吸烟对药物作用的影响, 以便及时调整用药途径及药物剂量。

1. 吸烟与常用药物之间的相互作用机制

吸烟与药物之间的相互作用除了直接作用于人体器官, 主要是通过药动学和药效学途径进行。药动学途径就是影响药物的吸收、分布、代谢和排泄, 使药物的药理效应发生改变。这些相互作用主要通过增加血浆清除率、减少吸收、诱导或与酶结合来进行。药物在体内的代谢离不开肝药酶的作用, 吸烟与药物相互作用有关的酶有 CYPlA2、CYP3A4、CYP2C19、CYP2D6 等。烟草中含有大量的多环芳香烃化合物, 是肝细胞色素 P450 酶的有效诱导剂, 吸烟可增强肝药酶的活性, 加速一些药物的代谢和灭活, 使其作用时间缩短, 药效大为降低。其他的代谢途径如葡萄糖醛酸苷结合作用也会被多环芳香烃诱导。烟草中其他的化合物,诸如丙酮、吡啶、重金属、苯、一氧化碳和尼古丁等也可能与肝药酶相互作用,但它们的作用比多环芳香烃化合物要弱。吸烟还会明显地延迟胃排空时间,使幽门收缩能力下降而影响药物疗效。

烟草中的尼古丁能刺激人体释放抗利尿激素,从而使药物的代谢产物不能及时排出,进而蓄积中毒。有研究显示,一天吸烟超过10支,会大大影响到人体对维生素和微量元素的吸收,这也会对药效产生一些间接的影响。

药效学上的吸烟与药物相互作用和尼古丁有很大的关系。由于尼古丁激活了交感神经系统,提高了体内儿茶酚胺的释放水平,从而刺激中枢神经和周围神经系统,这种刺激与某些药物呈反向药理学作用,从而在很大程度上影响一些药物的临床疗效。

2. 吸烟对部分常用心血管系统药物的影响

(1) 抗血小板聚集类药物:

1) 阿司匹林:阿司匹林是古老而又经典的抗血小板聚集药物。研究表明,健康的吸烟者服用阿司匹林后也能起到抗血小板凝集作用。健康的吸烟者在服用0.32 mg的阿司匹林后能够抵消吸烟引起的急性或长效的血小板聚集作用。最近研究表明低剂量的阿司匹林不足以阻止冠心病患者吸烟引起的血小板聚集作用,但是氯吡格雷或高剂量的阿司匹林能够阻止此过程。

2009年,抗栓临床试验协作组对6项阿司匹林一级预防试验进行了Meta分析。这6项研究分别是:British Doctor's Study(英国医师研究)、US Physicians' Health Study(美国内科医师健康研究)、Thrombosis Prevention Trial(血栓形成预防研究)、Hypertension Optimal Treatment Trial(高血压最适治疗研究)、Primary Prevention Project(一级预防研究)和Women's Health Study(女性健康研究),总共纳入95 000例患者。研究结果显示,与当前吸烟者相比,非吸烟者使用阿司匹林每年可降低 17%（HR = 0.83,95% CI 0.75 ~ 0.93）的严重血管事件风险（心肌梗死、脑卒中及二者引起的死亡）。抗栓临床试验协作组的研究结果表明了吸烟可以减弱阿司匹林的一级预防作用。

2）氯吡格雷:大型临床研究证实,吸烟虽然可以减弱阿司匹林的抗血小板聚集作用,但却可增强氯吡格雷的药效,这一现象目前被描述为"吸烟者悖论（smoker's paradox）"。而该术语最早是因为临床观察到吸烟者比非吸烟者更有可能在急性心肌梗死后存活的现象,因为和常识不符,而被称为"吸烟者悖论",其原因可能与吸烟者通常较年轻,在初次急性心肌梗死发作时基础疾病较少有关。

氯吡格雷是一种前体药物,自身没有活性,被人体吸收后,85% 的药物被水解为无活性的羧酸衍生物,剩下 15% 的药物在体内要通过两步代谢后才能形成活性体,并不可逆地与血小板 P2Y12 受体结合而发挥抗血小板作用,从而降低冠心病尤其是急性冠状动脉综合征患者的致命和非致命性再栓塞风险。而此代谢过程需要细胞色素 P450（CYP）酶的介导。烟草中的多环芳香烃可以诱导 CYP1A2,因而促进氯吡格雷转化成活性代谢产物,从而使得氯吡格雷的药效增加。肝脏第一步氧化反应主要涉及的酶有 CYP2C19（44.9%）、CYP1A2（35.8%）、CYP2B6（19.4%）;第二步氧化反应主要涉及的酶包括 CYP3A4（39.8%）、CYP2B6（32.9%）、CYP2C19（20.6%）、CY2C9（6.76%）。2013 年,Gurbel 等发布了一项前瞻性、随机、双盲、安慰剂对照的临床研究（PARADOX）结果,表明吸烟可增强氯吡格雷的抗血小板效应,但并不影响普拉格雷的疗效,而后者主要经 CYP3A4 代谢。因此,可以设想吸烟对氯吡格雷和普拉格雷的不同影响可能源于吸烟对 CYP450 酶活性的作用。

2014 年,Ferreiro 等对 CAPR1E 实验结果再次进行分析。该实验是一项大规模的二级预防研究,共纳入了 19 184 例稳定型冠心病患者。入选患者被随机分为两组,分别服用氯吡格雷 75 mg/d 或阿司匹林 325 mg/d;平均随访期是 1.91 年;主要终点为缺血性脑血管病、心肌梗死或血管性死亡。对于非吸烟者,氯吡格雷(6 726 例)和阿司匹林(6 726 例)作用相似(HR = 0.99,95% CI 0.89 ~ 1.10)。对于当前吸烟者,氯吡格雷(2 808 例)优于阿司匹林(2 860 例)(HR = 0.76,95% CI 0.64 ~ 0.90),缺血事件(缺血性脑血管病、冠心病和周围动脉缺血性疾病)的发生减少了 2.5%(8.3% 比 10.8%)。该研究虽然再次印证了"吸烟者悖论"的存在,但目前临床上尚不能利用该结论指导患者在接受氯吡格雷时继续或开始吸烟;对于继续吸烟的心血管病患者,也不能据此现象来选用氯吡格雷替代阿司匹林进行抗血小板治疗,而是要根据每个患者的具体情况、心血管事件复发危险性,以及患者对这些药物的抵抗性等情况而定。而且,戒烟仍然是目前有效的防治心血管疾病效价比较高的重要举措。目前仍迫切需要前瞻性的大规模临床实验来进一步评估吸烟对血小板抑制剂的影响。

(2)抗凝药物:吸烟可以轻微增加华法林的代谢和清除,降低对华法林的反应性。吸烟与华法林的相互作用也是由于多环芳香烃诱导了华法林的代谢酶,从而使得华法林的清除率增加,体内血药浓度降低。Meta 分析研究表明,与非吸烟者相比,吸烟者服用华法林的剂量应增加 12.13%(95% CI,6.999 ~ 17.265;$P < 0.001$),也就是应多服用 2.26 mg/周(95% CI,2.529 ~ 7.042;$P = 0.355$)。Bachmann 等对 9 个长期吸烟者(每天 1 包烟)进行了回溯交叉研究,此研究经历了 2 个独立的阶段(中间有 1 个月的洗脱期)。第一阶段,受试者在 2 周内每天服用 0.032 mg/kg 的华法林并继续吸烟,戒烟 1 个月后,受试者进行第二阶段试验,2 周内还是每天服用 0.032 mg/kg 的华法林但是不吸烟。其结果表明:戒烟后体内华法林的稳态血药浓度提高了 13%,清除率降低了 13%,半减期增加 23%。尤其是做过心脏瓣膜置换的患者需要长期服用华法林,需要特别注意烟草对药物的影响。吸烟也可以使肝素的清除率增加,半衰期下降。

　　(3)降血压药物:烟草烟雾中的过氧化物和尼古丁等物质能够损害血管内皮功能,使其释放的维持血管张力的血管舒张因子和收缩因子的平衡打破,继而加重了高血压及其并发症的发生和发展。降压药物在降压的同时也改善血管内皮功能,而吸烟也可能影响药物的降压疗效。

　　高血压是由于正常血压调节机制失代偿所致。烟草中的尼古丁能刺激心脏和肾上腺释放大量的儿茶酚胺,使心跳加快,血管收缩,血压升高。有研究表明,吸烟可以引起肌肉和皮肤交感神经活性的增加;当吸烟引起的血压升高被药物作用抵消后,肌肉交感神经活性的增加依然存在,而且这种活性的增加并不会因为血压的下降或压力反射系统的激活而减弱。而且吸烟对压力反射系统的损伤既有急性的,也有慢性的,吸烟导致的这种基线压力反射功能的缺损又会促进交感神经系统的激活,从而会在吸烟者中形成一个恶性循环,最终会加重压力反射功能的损伤。

　　目前,有临床研究就吸烟是否会影响钙拮抗剂类药物氨氯地平、α受体阻滞剂类药物特拉唑嗪的降压疗效进行了探讨。氨氯地平为一线降压药,其疗效显著且稳定;特拉唑嗪由于具有改善前列腺的功效是男性高血压人群的常用药物。

　　研究结果表明,吸烟对单用药物降压疗效的影响可能因药物降压途径的不同而不同:对于单用特拉唑嗪的患者,不吸烟患者的有效率达到79%,而在有吸烟史的患者中,不管近一年内是否戒烟,有效率均是40%,有吸烟史可能均会显著降低药物疗效,远低于不吸烟患者;对于单用氨氯地平的患者,吸烟史的影响没有达到统计学意义,可能并不影响疗效。

　　特拉唑嗪作为α肾上腺素受体阻滞剂,选择性抑制突触后膜肾上腺素受体来抑制交感神经兴奋来舒张血管达到降压的目的。吸烟导致的这种交感神经系统的恶性激活引起的压力反射功能的缺损,可能是吸烟会显著降低α肾上腺素受体阻滞剂降压疗效的主要原因,吸烟史可能与特拉唑嗪疗效降低有关。此外,虽然烟草的摄入能大幅升高血压,然而大型流行病学研究发现吸烟人群的血压略低于非抽烟人群,戒烟后血压也许仍会增加。因此,对于有这种机体压力反射功能缺损的患者,不管吸烟者是否戒烟,特拉唑嗪的降压疗效可能均远低于不吸烟者。而对于单用特拉唑嗪的患者,戒烟可能并不会提高特拉唑嗪的疗效。氨氯地平降压途径是抑制钙诱导途径的收缩血压作用,其通过阻滞钙通道,抑制 Ca^{2+} 内流和细胞内的 Ca^{2+} 移动,从而影响心肌和平滑肌细胞兴奋—收缩耦联,使心肌收缩力降低,外周血管扩张,阻力降低,血压下降。氨氯地平疗效稳定持久,目前没有报道表明吸烟会影响钙拮抗剂的降压疗效。

该研究结果也许可以用于我们对药物降压疗效的预测,也可能对临床用药具有提示意义。对于原发性轻中度高血压的患者,在首次使用特拉唑嗪进行治疗的时候可能要考虑到患者是否有吸烟史。单用特拉唑嗪可能优先应用于无吸烟史的患者;而如果患者有吸烟史,不管(近一年内)是否戒烟,优先考虑使用特拉唑嗪时建议同时考虑加用其他常规降压药来控制血压。由于研究所用药物的局限性,所以这项试验的结果还有待于进一步对同类的其他降压药物的试验研究来验证。另外这项研究的人群为男性人群,在女性人群中是否仍是如此,还有待于进一步研究。

另外,吸烟可以减弱 β 受体阻滞剂(阿替洛尔、美托洛尔、比索洛尔、普萘洛尔)降压和心率控制的有益作用,其原理可能与尼古丁介导的交感神经兴奋有关。烟草中的尼古丁可以降低呋塞米等利尿剂类药物在血液中的浓度,减弱呋塞米的利尿作用,抑制多尿。

(4)抗心律失常药物:吸烟者血浆中的游离利多卡因显著低于非吸烟者。由于吸烟者 α_1-酸性糖蛋白浓度较高,使利多卡因血浆蛋白结合率提高19%。另有研究表明,口服利多卡因后,吸烟者的清除率显著高于非吸烟者,因此生物利用度亦较非吸烟者低,说明吸烟可提高药物代谢活性;吸烟可使氟卡尼清除率增加 61%，血清谷浓度下降 25%；吸烟可以通过氧化和葡萄糖苷化使美西律的清除率增加 25%，半衰期缩短 36%。

3. 吸烟对合并其他疾病的心血管患者的影响

（1）哮喘：在服用茶碱、氨茶碱等药物后吸烟，药物的排泄速度比不吸烟者快 3 倍，从而会使药效降低。茶碱是哮喘患者常用的平喘药。吸烟者体内茶碱的清除率比不吸烟者高 66%，并且茶碱代谢物的清除率比不吸烟者几乎高 1 倍。哮喘患者戒烟以后，需要适当减少茶碱的使用剂量。但据临床观察，即使戒烟 3 个月，也难以改善这一状况。

（2）糖尿病：吸烟可以降低机体对胰岛素的敏感性，引起血管收缩，使儿茶酚胺释放，因此，吸烟过多的糖尿病患者需要增大胰岛素用量。研究表明，为达到预期效果，吸烟的糖尿病患者比不吸烟者需要增加 15%～20% 的胰岛素剂量，而吸烟过多者需要增加 30% 的胰岛素剂量。反之，糖尿病患者戒烟以后，就需要减少胰岛素使用剂量。

（3）消化道疾病：服用抑酸药西咪替丁、雷尼替丁的患者，如果同时吸烟，不仅会导致胃部血管收缩，还可延迟胃部排空时间，减慢抑酸药在小肠内的吸收速度，这样不仅会影响药物的疗效，而且会使胃病的复发率增高。因此，需加大服药剂量。戒烟以后，就需要减少抑酸药使用剂量。

（4）结核病：吸烟会增加肝药酶活性，促进利福平代谢，使利福平在血中药物浓度下降，因此，需适当加大药物剂量，才能保持和非吸烟者同样的血药浓度，达到治疗目的。但长期服用大剂量利福平会影响肝功能。因此，结核病患者最好戒烟，戒烟以后需要减少利福平使用剂量。

（5）抑郁症：抑郁症患者常使用三环类药物如丙咪嗪、阿米替林、氯米帕明治疗时，吸烟可诱导体内肝药酶系统，使三环类化合物的转化得到加强，需要增加 45% 的药量才能达到疗效。而患者戒烟以后，则需要减少药物剂量，才能避免药物浓度增加引起的失眠、乏力等不良反应。

（6）同时口服避孕药的女性患者：对于吸烟同时口服避孕药的女性患者来说，吸烟可大大增加复合激素类避孕药的心血管不良反应（如脑卒中、心肌梗死、血栓栓塞）的发生率，并且其危险性随着年龄和大量吸烟而增加。尤其对 35 岁以上者或者每天吸 15 支或更多支烟者更加显著。有研究显示，每 100 000 名 15 ~ 34 岁的吸烟女性中，3.3 名有死于心血管疾病的危险，每 100 000 名 35 ~ 44 岁的吸烟女性中有 29.4 名有死于心血管疾病的危险，而对于非吸烟女性，每 100 000 名 15 ~ 34 岁女性只有 0.65 名，35 ~ 44 岁女性只有 6.21 名有死于心血管疾病的危险。因为口服避孕药本身就有引起血栓性疾病的可能，吸烟会促使体内释放儿茶酚胺，增加血小板的黏附性，从而使心肌梗死的发生率增加。

（7）其他疾病：吸烟者同时合并其他类别疾病而需要同时服用药物的情况也很常见，比如同时服用维生素 C，吸烟者服用后其血药浓度比不吸烟者下降约 30%，而且还可损耗维生素 B_6 和维生素 B_2 所需的矿物质和各种必需营养素的合成；同时合用拟胆碱药，如他克林；镇静催眠药及抗惊厥药，如阿普唑仑、地西泮、氯硝西泮、劳拉西泮；镇痛药，如（右）丙氧芬、喷他佐辛等，常需要增加所需药物剂量，戒烟后则可以相应减少用药剂量。另外，吸烟也可影响咖啡因类药物的药效。

4. 存在的问题和展望

吸烟从药动学和药效学两个途径严重影响了临床上许多药物的体内过程，从而降低某些药物的效用或者带来意想不到的后果。不只是自己吸烟，吸"二手烟"也可能影响药效。国际抽样调查证实，吸烟致癌患者中 50% 是被动吸烟。被动吸烟者所吸入的有害物质浓度并不比吸烟者的低，吸烟者吐出的冷烟雾中，烟焦油含量比吸烟者吸入的热烟雾中的多 1 倍，苯并芘多 2 倍，一氧化碳多 4 倍。烟雾中的焦油沉积在肺部纤毛上，破坏了纤毛的功能，使痰液增加，加重哮喘等呼吸疾病。

在全世界吸烟人数如此庞大的情况下,为了使药物发挥应有的药理效应,减少药物的不良反应,医务工作者需要根据吸烟者的个人情况调整用药,服药前后鼓励患者戒烟或者控烟。实在无法戒除的话,也应该少吸烟,至少在服用上述相关药物前后半小时内不吸烟。研究显示,服药后半小时内吸烟对药物的有效成分影响更大,血药浓度会降至不吸烟时的5%,导致药效不能正常发挥。同时,医生应根据患者吸烟程度、疾病状况、用药种类等,有针对性地开展血浆药物浓度的监测,以便为及时调整用药剂量提供依据及提高用药安全性。大剂量的药物在增加患者经济负担的同时,还会增加药物的不良反应。因此,为保证药物疗效,服用期间不能吸烟,吸烟者需要积极戒烟。吸烟者戒烟以后,药物达到期望疗效所需的药物剂量可能会相应减少。

参考文献

[1] 易湛苗,翟所迪. 吸烟与药物相互作用[J]. 中国医院用药评价与分析,2009,9(10): 793 - 795.

[2] Kroon LA. Drug interactions with smoking[J]. Am J Health Syst Pharm,2007,64(18): 1917 - 1921.

[3] Davis JW, Davis RF, Hassanein KM. In healthy habitual smokers acetylsalicylic acid abolishes the effects of tobacco smoke on the platelet aggregate ratio[J]. Can Med Assoc J, 1982,126(6):637 - 639.

[4] Ikonomidis I, Lekakis J, Vamvakou G, et al. Cigarette smoking is associated with increased circulating proinflammatory and procoagulant markers in patients with chronic coronary artery disease: effects of aspirin treatment[J]. Am Heart J, 2005, 149 (5): 832 - 839.

[5] Antithrombotic Trialists' (ATT) Collaboration, Baigent C, Blackwell L, et al. Aspirin in

the primary and secondary prevention of vascular disease：collaborative meta – analysis of individual participant data from randomised trials［J］. Lancet, 2009, 373（9678）：1849 – 1860.

［6］Peto R, Gray R, Collins R, et al. Randomised trial of prophylactic daily aspirin in British male doctors［J］. Br Med J（Clin Res Ed）,1988, 296（6618）：313 – 316.

［7］Steering Committee of the Physicians' Health Study Research Group. Final report on the aspirin component of the ongoing Physicians' Health Study. Steering Committee of the Physicians' Health Study Research Group［J］. N Engl J Med,1989, 321（3）：129 – 135.

［8］The Medical Research Council's General Practice Research Framework. Thrombosis prevention trial：a randomized trial of low – intensity oral anticoagulation with warfarin and low – dose aspirin in the primary prevention of ischemic heart disease in men at increased risk［J］. Lancet,1998, 351（9098）：233 – 241.

［9］Hansson L, Zanchetti A, Carruthers SG, et al. Effects of intensive blood – pressure lowering and low – dose aspirin in patients with hypertension：principal results of the Hypertension Optimal Treatment（HOT）randomized trial［J］. HOT Study Group. Lancet,1998, 351（9118）：1755 – 62.

［10］De Gaetano G. Collaborative Group of the Primary Prevention Project. Low – dose aspirin and vitamin E in people at cardiovascular risk：a randomised trial in general practice. Collaborative Group of the Primary Prevention Project［J］. Lancet,2001, 357（9250）：89 – 95.

［11］Ridker PM, Cook NR, Lee IM, et al. A randomized trial of low – dose aspirin in the primary prevention of cardiovascular disease in women［J］. N Engl J Med,2005, 352（13）：1293 – 1304.

［12］Berger JS,Bhatt DL, Steinhubl SR, et al. Smoking, clopidogrel, and mortality in patients with established cardiovascular disease［J］. Circulation,2009, 120（23）：2337 – 2344.

［13］Desai NR, Mega JL, Jiang S, et al. Interaction between cigarette smoking and clinical benefit of clopidogrel［J］. J Am Coll Cardiol,2009, 53（15）：1273 – 1278.

［14］Aune E, R islien J, Mathisen M, et al. The "smoker's paradox" in patients with acute coronary syndrome: a systematic review[J]. BMC Med,2011, 9:97.

[15] Kazui M, Nishiya Y, Ishizuka T, et al. Identification of the human cytochrome P450 enzymes involved in the two oxidative steps in the bioactivation of clopidogrel to its pharmacologically active metabolite[J]. Drug Metab Dispos,2010, 38(1):92 – 99.

[16] Gurbel PA, Bliden KP, Logan DK, et al. The influence of smoking status on the pharmacokinetics and pharmacodynamics of clopidogrel and prasugrel: the PARADOX study[J]. J Am Coll Cardiol,2013, 62(6):505 – 512.

[17] Ferreiro JL, Bhatt DL, Ueno M, et al. Impact of smoking on long – term outcomes in patients with atherosclerotic vascular diseasetreated with aspirin or clopidogrel: insights from the CAPRIE trial (Clopidogrel Versus Aspirin in Patients at Risk of Ischemic Events) [J]. J Am Coll Cardiol,2014, 63(8):769 – 777.

[18] CAPRIE Steering Committee. A randomised, blinded, trial of clopidogrel versus aspirin in patients at risk of ischaemic events (CAPRIE) [J]. Lancet, 1996, 348 (9038): 1329 – 1339.

[19] 谢文剑,陈绍良.吸烟对阿司匹林、氯吡格雷药效的影响[J].医学综述,2015,21 (14):2604 – 2606.

[20] Sohn HS, Kim H, Song IS, et al. Evidence supporting the need for considering the effects of smoking on drug disposition and effectiveness in medication practices: a systematic narrative review[J]. Int J Clin Pharmacol Ther,2015, 53(8):621 – 634.

[21] Nathisuwan S, Dilokthornsakul P, Chaiyakunapruk N, et al. Assessing evidence of interaction between smoking and warfarin: a systematic review and meta – analysis[J]. Chest, 2011, 139(5):1130 – 1139.

[22] Bachmann K, Shapiro R, Fulton R, et al. Smoking and warfarin disposition[J]. Clin Pharmacol Ther,1979, 25(3):309 – 315.

[23] 方建,李友龙,张枭,等.吸烟影响 α_1 受体阻滞剂和 Ca^{2+} 的降压疗效[J].中华高血压杂志,2008,16(12):1076 – 1079.

[24] Omvik P. How smoking affects blood pressure[J]. Blood Press,1996,5(2):71 – 77.

八、戒烟对心血管疾病患者预后的影响

烟草的危害是当今世界严重危害人类健康的公共卫生问题之一,吸烟是一种复杂的药物滥用行为。国际卫生组织已经把吸烟成瘾归为高复发的慢性疾病。吸烟可以增加心血管疾病的风险,而戒烟可以降低心血管疾病的发病和死亡风险,同时还可降低其他很多疾病的发病率和死亡率。戒烟越早,获益就越明显,而且戒烟的长期获益至少等同于目前常用的冠心病二级预防药物(阿司匹林和他汀类),戒烟也是心血管疾病一级预防和二级预防最重要而且最经济有效的干预措施之一,具有良好的成本 – 效益比。

吸烟作为冠心病的主要危险因素是可逆的。经过大量流行病学研究证实,短期(<1 年)戒烟可以使白细胞计数下降,血小板聚集率下降,血纤维蛋白原浓度下降,血 HDL – C 水平增加,使动脉顺应性改善,使心肌梗死患者冠状动脉内皮功能改善。戒烟 2 个月,血压和心率开始下降;戒烟 6 个月,心血管疾病各危险参数值降低,动脉僵硬度改善;戒烟 1 年,冠心病发病风险降低 50% 。戒烟 1 年后脑卒中再发危险降低 20% ,戒烟 5 年后卒中再发危险降到与不吸烟者相同。已有的研究发现戒烟 1 年后,血清 HDL – C 可增至不吸烟水平。长期吸烟者戒烟 2 周后,纤维蛋白原浓度和纤维蛋白原的合成速率就明显减低,这有利于血液流变学的改善。王小庆等比较了冠心病患者戒烟后不同时期的血脂、血液流变学的变化,研究发现戒烟者 3 个月后血脂开始变化,戒烟 1 年后较戒烟前有明显改善,1 年后血液流变学大部分指标较治疗前显著改善,研究认为戒烟对冠心病患者血脂及血液流变学的改善呈持续有益作用。

有文献报道,戒烟对降低心血管病危险性的作用大约为控制高血压和高脂血症作用的 2 倍,可见吸烟对于引发及促进心血管疾病的发生发展尤为重要。长期吸烟者停止吸烟后冠心病危险程度迅速下降,戒烟 1 年后危险度可

降低50%,戒烟5年后心肌梗死的发病率几乎降低到非吸烟者的水平上,15年后冠心病危险与正常不吸烟者相似。戒烟大于1年可使冠心病远期死亡风险降低36%,远高于任何一项其他二级预防措施(他汀类降低29%,β受体阻滞剂降低23%,血管紧张素酶抑制剂降低23%,阿司匹林降低15%)。戒烟使经皮冠状动脉介入治疗(PCI)术后心血管死亡相对风险降低44%,使冠状动脉旁路移植术后心血管死亡相对风险降低75%,心脏骤停绝对风险降低8%,因心力衰竭再住院或死亡风险降低40%,戒烟使间歇性跛行静息痛发生率降低16%。一项荟萃分析纳入8项2008年前发表的"公共场所戒烟对心肌梗死患病率影响"的研究,涉及意大利、爱尔兰、美国、加拿大等国家。结果显示,公共场所戒烟使该地区急性心肌梗死住院率下降19%。因此,戒烟应启动于临床上的心血管药物治疗方案之前,同时推荐将戒烟宣教加入冠心病早期康复临床路径中。

关于戒烟与血压的关系已有较多研究。Minami等研究了39名长期吸烟的男性吸烟与戒烟各1周后动态血压的变化,结果表明戒烟阶段24 h动态血压值明显低于吸烟阶段,收缩压降低(3.5±1.1)mmHg,舒张压降低(1.9±0.7)mmHg,但两个阶段的夜间血压没有明显差异。Lee等对一个钢铁公司8 170名健康男性工人进行了4年回顾性队列研究,结果表明与吸烟组相比,戒烟1年、1~3年、3年以上罹患高血压的RR值分别为0.6(95% CI:0.2~1.9)、1.5(95% CI:0.8~2.8)、3.5(95% CI:1.7~7.4),且戒烟后体重正常和体重增加的男性亚组高血压的发病风险有增加的趋势;戒烟1年以上的男性组收缩压和舒张压明显高于吸烟组,且随着戒烟时间的延长,血压有进行性增高的趋势。韩国和日本的研究结果也证实,与吸烟者相比,戒烟者易发生体重增长和血生化指标的改变,使心血管病的危险因素增加。

目前大部分研究支持吸烟是高血压的危险因素,对高血压患者的健康和生命造成一定的危险,但戒烟对血压影响的结论尚不一致,戒烟后体重和腰围的增长可能与戒烟引起的高血压风险降低互相抵消。因此,在戒烟过程中要预防戒烟者体重和腰围的增长,减少心血管病的危险因素。同时高血压受生活规律、饮食习惯、遗传因素、年龄、身体素质等多方面因素的影响,病因错综复杂,是各个因素交互作用的结果。养成良好的生活习惯和饮食规律、定期体检、关注自身健康、关注血压状况是预防高血压和稳定血压的有效手段,进而有效地预防高血压并发症的发生和发展,提高高血压患者的生活质量和身体健康素质。因此对于吸烟的高血压患者来说,虽然吸烟、戒烟与高血压的关系仍需进一步探讨,但是为了血压的稳定和控制,鉴于吸烟对身体的其他危害以及戒烟的其他后果,仍应提倡戒烟。

尽管吸烟的危害广为宣传,但吸烟人群中的戒烟率相当低。戒烟治疗是一个长期而困难的过程。戒烟治疗包括行为治疗及药物治疗两部分。行为治疗可通过短时间的谈话来增加患者戒烟的决心,包括制订戒烟计划;远离与烟草及相关物品,如打火机,烟灰缸;让患者周围的家人和朋友知道他们正在戒烟,从而及时发现并劝阻他们继续吸烟,而且其他相关社会组织也起着非常重要的作用。烟草依赖的治疗是一个长期的过程,需要持续地进行,医生应根据患者个人情况,在患者家人及社会团体的协同下选择有效的治疗方法,并根据吸烟者个人自身基础疾病进行针对性的对症治疗。目前的研究表明医务人员在预防和控制烟草工作中发挥着重要作用,即使不用戒烟药物,医生对患者的劝告和鼓励已经被证实对于患者的戒烟大有好处。

我国于 2003 年 11 月 10 日在纽约联合国总部签署《烟草控制框架公约》(第 77 个签约国),该条约是联合国系统第一部具有法律约束力的医药卫生多边条约,2005 年 8 月 28 日,我国第十届全国人大常委会第十七次会议批准《烟草控制框架公约》;2006 年 1 月 9 日,《烟草控制框架公约》在我国正式生效,标志着我国控烟工作由专家行为正式转变为政府行为。因为,公约一旦生效,已批准公约国家必须将公约的总体条款纳入本国的法律法规。从生效之日起 3 年内必须在香烟盒上标注"吸烟危害健康"的警示语,在 5 年内完全禁止烟草广告、烟草促销和宣传活动。此外,各缔约国必须严格遵循公约,大幅度提高烟草的价格和税收,打击烟草走私,禁止向 18 岁以下未成年人出售香烟并对自动售货机进行必要改造,通过立法禁止在公共和工作场所吸烟,保护不吸烟者免受被动吸烟危害等。目前我国履行公约的各项条款方面尽管不是完全尽如人意,但我们可以期待,在不久的未来,戒烟真正能降低我们这个老龄化趋势越来越显著的社会人群心血管疾病的发病和死亡,并能减轻个人和社会疾病负担。

参考文献

[1] 武阳丰. 我国心脑血管病流行病学研究的主要进展//高润林,胡大一. 国家级继续医学教育项目教材. 心血管病学分册[J]. 北京:中华医学电子音像出版社,2006:9 – 11.

[2] Gratziou C. Respiratory, cardiovascular and other physiological consequences of smoking cessation[J]. Current Medical Research and Opinion,2009, 25(2):535 – 545.

[3] Xu G, Liu X, Wu W, et al. Recurrence after ischemic stroke in chinese patients: impact of uncontrolled modifiable risk factors[J]. Cerebrovasc Dis,2007,23(2 – 3):117 – 120.

[4] Eliasson B,Hjalmarson A, Kruse E,et al. Effect of smoking reduction and cessation on cardiovascular risk factors[J]. Nicotine. Tob Res,2001,3(3):249 – 255.

[5] 罗甜甜,孙海阁,习丹,等. 吸烟影响高密度脂蛋白代谢致动脉粥样硬化的新机制[J]. 中国循环杂志,2014,29(2):149 – 151.

[6] Hunter KA,Garlick PJ. Broom I,et al. Effects of smoking and abstention from smoking on fibrinogen synthesis in humans[J]. Clin Sci(Lond),2001,100(4):459 – 465.

[7] 王小庆,孙艳,陈丽星,等. 戒烟对冠心病患者血脂、血液流变学及颈动脉内膜中层厚度的影响[J]. 广东医学,2009,30(11):1644 – 1646.

[8] Djoussé L , Myers RH , Province MA,et al. Influence of apolipopmtein E,smoking and al-

cohol intake on carotid atherosclerosis national heart lung and blood institute family heart study[J]. Stroke,2002,33(5):1357 – 1361.

[9] Teo KK,Ounpuu S,Hawken S,et al. Tobacco use and risk of myocardial infarction in 52 countries in the INTERHEART study:a case – Control study[J]. Lancet,2006,368(9 536):647 – 658.

[10] 杨芳芳,郭航远. 心脏康复五大处方之戒烟处方[J]. 中华内科杂志,2014,53 (11):903 – 905.

[11] Wilson K, Gibson N, Willan A,et al. Effect of smoking cessation on mortality after myo-cardial infarction:meta – analysis of cohort studies[J]. Arch Intern Med,2000,160(7): 939 – 944.

[12] 朱中玉,高传玉,牛振民,等.冠心病患者冠状动脉介入治疗后吸烟对临床预后的影响[J].中华心血管病杂志,2009,37(9):777 – 780.

[13] Van Domburg RT, Meeter K, Van Berkel DF, et al. Smoking cessation reduces mortality after coronary artery bypass surgery:a 20 – year follow – up study[J]. J Am Coll Cardi-ol,2000, 36(3):878 – 883.

[14] Stanton A, Glantz. Meta – analysis of the effects of smokefree laws on acute myocardial in-farction:An update[J]. Prev Med,2008,47(4): 452 – 453.

[15] 丁荣晶,吕安康(代表心血管病患者戒烟处方中国专家共识专家组).心血管病患者戒烟处方中国专家共识[J].中华心血管病杂志,2013,41(增刊1):9 – 16.

[16] Minami J,Ishimitsu T,Matsuoka H. Effects of smoking cessation on blood pressure and heart rate variability in habitual smokers[J]. Hypertension,1999,33(1Pt2):586 – 590.

[17] Lee DH,Ha MH,Kim JR,et al. Effects of smoking cessation on changes in blood pressure and incidence of hypertension:a 4 – year follow – up study[J]. Hypertension,2001,37 (2):194 – 198.

[18] Yoon C,Goh E,Park SM,et al. Effects of smoking cessation and weight gain on cardiovas-cular disease risk factors in Asian male population[J]. Atherosclerosis,2010,208(1): 275 – 279.

[19] Suwazono Y, Dochi M, Oishi M, et al. Longitudinal effect of smokingcessation on physical and laboratory findings[J]. Am J Prev Med, 2010, 38(2): 192 – 200.

[20] 周敏, 何青. 吸烟与冠心病[J]. 中华心血管病杂志, 2010, 38(8): 763 – 765.

[21] 杨荣平. 心源性猝死的当代认识及进展[J]. 实用心电学杂志, 2010, 119(11): 59 – 63.

与吸烟相关的呼吸系统疾病

一、吸烟与慢性阻塞性肺疾病

1. 呼吸系统的基本构造与功能

呼吸系统由供空气进出的呼吸道和进行气体交换的呼吸区两大部分组成。

呼吸道分为上呼吸道，即鼻腔、咽部、喉腔，和下呼吸道，即气管、左右主支气管、肺内支气管，经过不断分支，最后达终末细支气管，如同树木的枝杈，故称为支气管树。气管、主支气管都有"C"形软骨环作为支撑，以保证呼吸道畅通无阻。呼吸道黏膜表层为纤毛柱状上皮，每个细胞上约有 200 根长 6～7微米的纤毛，黏膜下层分布着大量黏液腺分泌黏液，黏液覆盖在纤毛表面形成黏液毯，对吸入的空气具有加温、加湿、过滤和黏附空气中的可吸入颗粒物使之随纤毛的规律摆动将痰液排出体外等空气净化功能。呼吸道分泌物中含有大量吞噬细胞、分泌型免疫球蛋白、多种抗病毒及强力抑菌、杀菌物质。这些保护功能和免疫机制保证进入肺泡的空气是温和、湿润、纯净、无毒、无害的，甚至无致病微生物。因此，尽管呼吸系统是一个直接对外开放的器官，但是正常人的呼吸系统不容易受到少量有害气体、粉尘、微生物等致病因子的侵入而患病。

肺的气体交换系统是终末细支气管以下的终末呼吸单位。终末细支气管的分支为呼吸性细支气管,呼吸性细支气管分出 2~3 个肺泡管,再分出 2~3 个肺泡囊,每个肺泡囊又与 3~5 个肺泡相通。吸入空气中的氧气(O_2)通过弥散进入肺泡膜之间的毛细血管,与红细胞中的血红蛋白结合运往全身各个器官和组织进行代谢,为生命提供能量。再将代谢产生的二氧化碳(CO_2)运回到肺泡周围的毛细血管,通过弥散进入肺泡,呼出体外。这一过程称为呼吸,外环境与血液循环之间的气体交换,称为外呼吸,而血液循环与组织之间的气体交换,称为内呼吸。

每个肺泡直径约 0.25 毫米,每侧肺约有 2 亿~3 亿个肺泡,肺泡的气体交换面积约为 140 平方米,具有强大的气体交换功能。在平静状态下,只需要 30% 的功能就能满足身体代谢的需要,另 70% 是储备功能,可随着身体活动量的增加相应增加换气量,满足运动的需要,所以正常人运动时不会感觉呼吸困难。

2. 慢性阻塞性肺疾病

慢性阻塞性肺疾病(慢阻肺)是一种以持续气流受限为特征的可以预防和治疗的疾病,其气流受限多呈进行性发展,与气道和肺组织对烟草烟雾等有害气体或有害颗粒的慢性炎症反应增强有关。慢性阻塞性肺疾病主要累及肺,但也可引起全身(或称肺外)的不良效应。慢性阻塞性肺疾病(慢阻肺)可存在多种并发症,急性加重和并发症影响患者整体疾病的严重程度。

虽然支气管哮喘(简称哮喘)与慢性阻塞性肺疾病都是慢性气道炎症性疾病,但二者的发病机制不同,临床表现及对治疗的反应性也有明显差别。大多数哮喘患者的气流受限具有显著的可逆性,这是其不同于慢性阻塞性肺疾病的一个关键特征。但是,部分哮喘患者随着病程延长,可出现较明显的气道重塑,导致气流受限的可逆性明显减小,临床很难与慢性阻塞性肺疾病相鉴别。慢性阻塞性肺疾病和哮喘可以发生于同一位患者,且由于二者都是常见病、多发病,这种概率并不低。

一些已知病因或具有特征性病理表现的气流受限疾病,如支气管扩张症、肺结核、弥漫性泛细支气管炎和闭塞性细支气管炎等均不属于慢性阻塞性肺疾病。

3.吸烟与慢性阻塞性肺疾病

长期吸烟,烟雾直接刺激气管和支气管黏膜,使其充血、水肿、分泌物增加,烟雾中的多种有害物质还破坏呼吸道的免疫功能和防御机制及黏膜纤毛的排痰功能,支气管反复感染,引起长期咳嗽、咳痰,称为慢性支气管炎(简称"慢支")。发展到细支气管时,气道狭窄、阻塞、痉挛,甚至扭曲、变形,则发生喘息伴哮鸣音,称为慢性喘息性支气管炎(简称"慢喘支")。急性发作时,特别是老年人治疗不当或不及时,可因呼吸衰竭或诱发严重心律失常而死亡。

如此反复发作数十年,肺组织弹性减退,肺泡逐渐膨胀,容积增大,称为慢性阻塞性肺气肿(简称"肺气肿")。病变的肺泡破裂,并逐渐融合成小如豆粒,大如乒乓球、皮球乃至占据整个肺叶的"肺大疱",肺部气体交换面积逐渐缩小,患者呼吸困难也由轻度、中度发展到重度,劳动能力随之逐年降低,直至完全丧失。这个过程是缓慢渐进的,需要几十年,患者明显感觉到体力一年不如一年。当肺储备功能损失殆尽时,呼吸困难发展到极重度,剩余的肺功能仅够维持人的生存,平静状态下都感觉憋气,走路气喘,一旦发生呼吸道感染则因呼吸衰竭而死亡。

随着肺气肿、肺大疱的逐渐加重,肺毛细血管床逐渐减少,肺动脉压逐渐升高,右心室因排血阻力逐渐增大而肥厚扩张,终于发展为肺源性心脏病(简称"肺心病")。反复发生呼吸衰竭伴心力衰竭,每次必须住院抢救,一般生存期不超过5年。

吸烟是慢性阻塞性肺疾病最重要的环境发病因素,吸烟者的肺功能异常率较高,1 s用力呼气量(FEV_1)年下降率较快,吸烟者死于慢性阻塞性肺疾病的人数多于非吸烟者。被动吸烟也可能导致呼吸道症状及慢性阻塞性肺疾病的发生。孕妇吸烟可能会影响胎儿肺的生长及其在子宫内的发育,并对胎儿的免疫系统功能有一定影响。

有充分证据说明吸烟可以导致慢性阻塞性肺疾病,吸烟者的吸烟量越大、吸烟年限越长、开始吸烟年龄越小,慢性阻塞性肺疾病的发病风险越高。女性吸烟者患慢性阻塞性肺疾病的风险高于男性。戒烟可以改变慢性阻塞性肺疾病的自然进程,延缓病变的进展。

据估算全世界大约有6 500万中重度的慢性阻塞性肺疾病的患者。统计数据显示2005年约有300万人死于慢性阻塞性肺疾病,占全球死亡人口总数的5%。而2002年慢性阻塞性肺疾病居全球死因的第5位。预计到2030年慢性阻塞性肺疾病将成为世界第3大致死疾病。

钟南山的研究结果发现,中国40岁以上人群中慢性阻塞性肺疾病的患病率为8.2%,男性是12.4%,女性是5.1%。70岁以上人群中慢性阻塞性肺疾病的患病率可高达20.4%。

多种因素可以导致慢性阻塞性肺疾病,包括吸烟、环境因素、遗传和发育因素等,但吸烟是慢性阻塞性肺疾病的最重要的危险因素。有研究发现,至少有95%的慢性阻塞性肺疾病患者是吸烟者,有15%～20%的吸烟者可以发展成为慢性阻塞性肺疾病。

吸烟主要就是烟中的有害物质吸入到肺部以后可以导致肺部的炎症反应,引起氧化应激与蛋白酶系统的失衡,最后导致慢性阻塞性肺疾病的系列的病理变化。

有研究发现,吸烟者中慢性阻塞性肺疾病的累计发病率是明显增加的。该项研究对年龄在30～60岁的8 045名肺功能正常的丹麦受试者随访了25

年,收集肺功能的结果并分析慢性阻塞性肺疾病的发病率,结果就发现吸烟者的累计发病率可以高达35.5%,而不吸烟者只有7.8%。

对2007年以前发表的133项研究进行的荟萃分析,发现现在吸烟者患慢性阻塞性肺疾病的风险明显高于不吸烟者,而戒烟者患病风险较吸烟者明显下降。

也有研究发现,吸烟者的吸烟量越多,吸烟时间越长,慢性阻塞性肺疾病的发病风险就越高,该项研究是对2007年以前发表的133项研究进行的荟萃分析结果发现的。与不吸烟者相比,吸烟小于等于5包年,6～20包年以及21～45包年组,相应的患慢性阻塞性肺疾病的发病风险是明显高于不吸烟者组。

另外也有研究发现,吸烟者开始吸烟的年龄越小,慢性阻塞性肺疾病发病风险越高,此研究是将吸烟者开始吸烟年龄分为小于14岁组以及14到18岁组,结果就发现小于14岁这组慢性阻塞性肺疾病的发病风险是最高的。

对中国人群的研究结果也发现,吸烟与慢性阻塞性肺疾病发病率密切相关。钟南山对中国7个省市中40岁以上人群共25 627人进行问卷调查和肺活量测定,结果就发现吸烟者的慢性阻塞性肺疾病发病率可以高达11.4%,而不吸烟者只有5.2%。

同样该研究还发现,吸烟量与慢性阻塞性肺疾病发病率呈正相关,将吸烟量的包年数分为0～14包年组、15～29包年组、30～44包年组及大于45包年组,就发现吸烟量与慢性阻塞性肺疾病发病率的线性关系。

在中国西安1 268名≥60岁的军队退休干部中进行的前瞻性队列研究发现,慢性阻塞性肺疾病的死亡风险随着吸烟量及吸烟年限的增加而增高,也就是说吸烟与慢性阻塞性肺疾病的死亡风险之间也存在着剂量反应关系。

对1 136例30～59岁男性随访研究发现吸烟还可以使慢性阻塞性肺疾

病患者的肺功能持续受损,从不吸烟或不受吸烟人影响的人他们的肺功能要明显好于经常吸烟且容易受吸烟影响的人。经常吸烟且容易受吸烟影响的人这组肺功能是持续下降。

对 5 887 例患早期慢性阻塞性肺疾病的吸烟者进行随访 5 年的结果发现,吸烟与慢性阻塞性肺疾病患者肺功能的关系是吸烟量与慢性阻塞性肺疾病患者肺功能下降呈明显的正相关。

在丹麦开展的一项队列研究,纳入了 13 897 人,随访了 7～16 年,结果发现,和男性相比,女性吸烟者更容易患慢性阻塞性肺疾病。

而且在早期重度慢性阻塞性肺疾病患者的一级亲属中开展的研究发现,女性吸烟者比男性吸烟者的一秒量下降更为明显,也就是说女性吸烟者肺功能下降较男性更为显著。

对中国人群的研究结果,也是发现了女性吸烟者患慢性阻塞性肺疾病的风险高于男性。沈阳地区 1 743 例慢性阻塞性肺疾病患者和对照开展的吸烟与慢性阻塞性肺疾病关系的病例对照研究,结果发现,吸烟年限 >10 年,每日吸烟量 >10 支的女性患慢性阻塞性肺疾病的风险比男性要大。

二、吸烟与肺癌

1. 肺癌

肺癌是最常见的恶性肿瘤之一,全世界每年约有 100 万人死于肺癌。根据国家卫生部 2006 年城乡居民主要死亡原因报告,在我国恶性肿瘤已经成为首要死因,而肺癌又在恶性肿瘤中居首位。肺癌是当今世界发病率最高的恶性肿瘤,而且其发病率在多数国家仍在迅速增加。我国肺癌发病率已达 61.4/10 万,在许多城市或地域肺癌的发病率、病死率及其增幅 10 年来一直居于恶性肿瘤的首位。肺癌在全部肿瘤病死率中所占的比例逐年增大,从 1997 年的 18% 增长到 2002 年的 28%,50 岁以上的人群增长速度明显加快。

2. 吸烟与肺癌

烟雾中含有 40 余种致癌物质或助长癌变发展的因子,例如尼古丁、焦油、3－4 苯并芘、氰化物、镉、砷等。据报道 80% 以上的肺癌患者有吸烟史,初始吸烟的年龄越小、烟龄越长、吸烟量越大,肺癌的发病率越高。有肿瘤家族史者肺癌发病率明显高于无肿瘤家族史者,吸纸烟者的肺癌发病率明显高于吸烟斗和雪茄者。自发明纸烟以来,肺癌的发病率逐年上升,到 21 世纪初,我国肺癌的死亡率已由 20 世纪 70 年代位于癌症死亡率的第四位攀升为第一位,这与吸纸烟方便易行,随时可吸,吸烟量越来越大有关系。过滤嘴对降低肺癌发病率效果不明显。

请不要相信商家为促销而标榜的所谓低毒烟、低焦油烟,甚至防癌烟等不科学、不负责任的虚假宣传,这些宣传只能误导烟民放松警惕,增加吸烟量,加重对健康的危害。需知,艺术家赵丽蓉生前曾对记者说她吸的是某烟厂提供的防癌烟,结果在她的演艺事业如日中天的时候,终因肺癌去世。

国际医学界公认,吸烟是导致肺癌的罪魁祸首。吸烟与肺癌的患病率是成正比的,有这样一个吸烟指数公式,您可以算一下:每天吸烟支数 × 吸烟的年数 = 吸烟指数。在肺癌的研究中,吸烟指数在 400 以上或每日吸烟超过 20 支、年龄 >45 岁的人群均为高危人群。即吸烟的年龄越早,吸烟的年头越长,每日吸烟量越多,患肺癌的概率就越大。

因吸烟导致肺癌而死亡的 60 万人仅占数亿烟民和被动吸烟者的一小部分,吸上几十年烟最终死于肺癌的概率尽管很高也不过百分之几,往往给人一种危险不在眼前,危险与己无关的感觉。因此当吸烟者出现刺激性干咳、血丝性黏痰等征兆时也往往并不在意,临床大多数肺癌患者就诊时已属晚期,失去根治性治疗的最佳时机,这是肺癌死亡率居各种恶性肿瘤首位的主要原因。因此,尽管得癌是较低概率事件,可一旦患上对个人来说就是百分之百,与其患病后追悔莫及不如尽早戒烟防患于未然。

肺癌的病因很多,诸如吸烟、电离辐射、大气污染、室内微小环境的污染、食物中的致癌物及遗传因素等;但归因分析发现,吸烟是导致肺癌发生危险度最高的因素。1991 年美国癌症协会报告,85% 以上的肺癌死亡是由于吸烟所致。

吸烟与肺癌的发生有密切的因果关系和剂量发病相关性,而且开始吸烟年龄小,肺癌的发病率愈高。王俊等研究表明,45~64 岁每日吸烟<20 支和≥20 支者与基线不吸烟者相比,肺癌死亡的相对危险度分别为 4.27 和 8.61,74% 肺癌死亡归因于吸烟;持续每日吸烟<20 支和≥20 支者与从不吸烟者相比,肺癌死亡相对危险度分别为 6.14 和 10.73。临床研究也显示吸烟与肺癌发病有密切关系,中国医学科学院肿瘤研究所报道,吸烟对鳞状细胞肺癌的相对危险度为 11.0,对小细胞肺癌的相对危险度为 3.5,而对腺癌的相对危险度为 2.2。Doll 对 34 434 名男性医生进行了一项长达 50 年的前瞻性流行病学研究,结果表明英国男医生肺癌、胃癌和食管癌等 11 种癌症死亡率与吸烟有关,吸烟导致死亡的恶性肿瘤中以肺癌最多;每日吸烟 25 支以上者的死亡率为不吸烟者的 25 倍,吸烟量大(每日 25 支或以上)比吸烟量小(每日吸 15 支或以下)的死亡率高 3 倍,肺癌死亡率还与开始吸烟的早晚有关,开始吸烟的年龄愈小,肺癌的死亡率愈高。

应当特别指出的是,肺癌和被动吸烟也有很强的相关性。甘德坤等通过调查北京市妇女被动吸烟情况发现,被动吸烟显著增加了妇女发生肺癌的危险性,随着被动吸烟指数和被动吸烟年限的增加,肺癌的发病率显著增加。国际癌症研究中心关于对各类工作场所的工作人员被动吸烟的荟萃分析结果也表明,被动吸烟者肺癌危险性增加 24%,相对危险度为 1.24。对于对环境烟雾高度暴露者,相对危险度增加 2 倍。这一结果提供了工作场所被动吸烟与肺癌关系的强有力证据,同时也明确了工作场所被动吸烟与肺癌危险度的剂量效应关系。

吸烟的数量和吸烟的历史——吸烟时间的长短,与吸烟所造成的疾病有关。临床统计证明,吸烟指数超过 400,肺癌的发病率比不吸烟的人高 10～15 倍。从开始吸烟到出现肺癌的时间,大约是 15～20 年。开始吸烟的年龄越早,肺癌发生的越早。40 岁以上的吸烟者,1/10 会导致肺癌。

三、吸烟与哮喘

据世界卫生组织估计,全球现有约 3 亿人患哮喘,每年约有 25 万人死于哮喘。多种因素与支气管哮喘的这个发病有关系,包括遗传以及多种环境因素,而吸烟也是支气管哮喘的重要的危险因素。

有研究发现,吸烟可以增加青少年患哮喘的风险。在美国加州南部的 12 个社区进行的前瞻性队列研究,纳入 2 609 名没有哮喘病史的青少年,结果发现,每年吸烟不少于 300 支的青少年患哮喘的风险是不吸烟者的 3.9 倍。

对 271 名没有哮喘症状的青少年进行的一项基于社区的前瞻性队列研究,随访的是 6.4 年,结果发现,吸烟的青少年发生哮喘样症状的风险是不吸烟者的 2.1 倍,也就是说吸烟可以增加青少年发生哮喘样症状的风险。

另外,也有研究发现吸烟与青少年发生哮喘样症状和哮喘的风险之间存在剂量反应关系。在德国 2 936 名青少年中进行的前瞻性队列研究表明,吸烟者的吸烟年限越长,吸烟量越大,出现喘息症状及诊断为哮喘的风险就越高。

在芬兰开展的一项病例对照研究,纳入的是 1 453 名成年人,发现在成年人中,现在吸烟者患哮喘的风险是不吸烟者的 1.27 倍。

也有研究发现吸烟可以导致哮喘的病情控制不佳。对上海地区 226 名 16～84 岁的哮喘门诊患者的吸烟情况进行问卷调查发现,与不吸烟者相比,吸烟者的哮喘控制测试评分降低,1 年内急性发作的次数增多,而且平均吸入糖皮质激素的使用量也增加。

四、吸烟与结核病

（一）结核病流行病学

结核在全球来讲，2010 年全球新发结核病例约 880 万，其中亚洲约占 59%。中国是世界上仅次于印度的结核病高负担国家之一，每年的新发结核患者约 130 万，占全球新发结核病例数的 14.3%，每年因结核病死亡的人数大约是 5.4 万人。

（二）吸烟与结核病的关系

1. 吸烟可通过多种机制增加结核病的易感性

烟草中的苯并芘可以导致免疫细胞发生基因突变和细胞凋亡，从而抑制细胞免疫功能，这样的话就增加了人体对结核菌的易感性。

烟草烟雾还可以使支气管黏膜肥大细胞的铁过量集聚，使其合成肿瘤坏死因子以及合成和释放一氧化氮的功能受到损伤，从而降低肥大细胞抑制结核分枝杆菌在支气管黏膜生长的能力。

烟草烟雾还可以影响支气管上皮细胞的黏膜分泌功能，降低其清除能力，吸烟还可以使体内一氧化氮的合成和释放减少，降低吞噬细胞的活性，多种因素导致吸烟增加结核病的易感性。

2. 调查研究发现

在南非 1 832 名≥15 岁的结核菌素皮试阳性的人进行的横断面研究发现，现在吸烟者和戒烟者的结核菌素皮试阳性率显著高于从不吸烟者，也就是说吸烟可以增加感染结合分枝杆菌的风险。

在 6 607 名 18~60 岁的巴基斯坦男性中进行的横断面研究发现，吸烟者每日吸烟量越大，出现结核菌皮试反应阳性的风险就越高。

在 1 395 例越南移民中进行的横断面研究也发现，吸烟者的吸烟量和吸烟年限与结核菌素皮试反应强度相关。戒烟 10 年以上的人出现结核菌素皮试反应≥10 个毫米的风险是显著降低的。

世界卫生组织的报告明确指出,吸烟是结核病发病的独立危险因素,吸烟可以使患结核病的风险增加 2.5 倍以上,在全球范围内 20% 以上的结核病可归因于吸烟。

对 1953—2005 年发表的 24 项吸烟与肺结核关系的研究进行了荟萃分析,结果表明吸烟者发生结核病的风险是不吸烟者的 2.33～2.66 倍。

在印度进行的病例对照研究发现,吸烟者出现痰涂片或痰培养结核菌阳性的风险比不吸烟者增加。印度南部进行的一项横断面研究,纳入病例的是93 945 名患者,他们研究发现,吸烟者患结核病的风险是不吸烟者的 2.1 倍,在所有结核病患者中有 14% 是由于吸烟所引起的。

在中国人群中,也有研究证实吸烟可增加肺结核的发病风险。中国台湾一项研究纳入 17 699 例受试对象,平均随访了 3.3 年,结果发现,吸烟者患活动性肺结核的风险是不吸烟者的 1.94 倍,且吸烟和肺结核之间也存在着明显的剂量反应关系,也就是说每日吸烟量越大,吸烟持续时间越大,患肺结核的风险就越高。

在上海 30 289 名环卫工人中进行的病例对照研究发现,男性重度吸烟者患结核病的风险是不吸烟者的 2.17 倍。在香港老年人中进行的前瞻性队列研究发现,在现在吸烟者中,每日吸烟量越大,患活动性肺结核的风险就越高。吸烟因素在结核病发病原因中所占比例在男性、女性和整体人群中分别为 32.8%、8.6% 和 18.7%。

有学者进行了多因素的模型研究。预测:在直接督导短程化疗,也就是DOTS 覆盖率维持在 80% 的情况下,结核病患者如果完全戒烟并停止使用固体燃料,预计到 2033 年就可以将中国结核病年发病率降低到目前发病率的14%～52%。

在 DOTS 覆盖为 50% 的情况下可降低 27%～62%,而 DOTS 覆盖率仅为 20% 的情况下,可以降低 33% ~ 71%,戒烟是一项非常有效的措施。

另外,荟萃分析还发现,吸烟者感染结核分枝杆菌、发生肺结核和死于肺结核的风险均比不吸烟者大,吸烟还可以增加因肺结核死亡的风险。

在印度进行的回顾性病例对照研究发现,有吸烟史的人因结核病死亡的风险为不吸烟者的 4.5 倍,并推算吸烟会导致一半男性结核病患者死亡。学者等根据目前的吸烟趋势和结核病的流行趋势,预测从 2010 年到 2050 年,40 年内吸烟将导致全球新增结核病例 1 800 万,有 4 000 万人将因结核病而死亡。

还有研究发现,吸烟还可以增加结核病复发的风险。在 42 655 名香港老年人中进行的队列研究发现,有结核病史的现在吸烟者发生结核病复发的风险比不吸烟者明显增高。

吸烟还可以导致肺结核患者痰菌转阴的时间延长。在科威特 339 例痰涂片阳性的肺结核患者中进行研究发现,在痰涂片结果是 3 + 以上的这些患者,以及胸部 X 线片显示,肺部存在进展性病例的患者中,吸烟者在治疗第 2 个月时痰菌阴转率较不吸烟者是显著降低的。

在中国人群的研究结果也发现,吸烟可以导致肺结核患者痰菌阴转的时间延长。一项对广州 261 例痰菌阴性的肺结核患者进行的研究发现,经过 2 个月强化抗结核治疗后,吸烟患者的痰菌阴转率较不吸烟者明显下降,并且治疗前吸烟量越多,吸烟者的痰菌转阴率就越低。

五、戒烟对呼吸系统疾病预后的影响

由于吸烟造成的健康损害具有长期滞后性的特点,吸烟 10 年、20 年甚至更长时间相关疾病才能出现,所以在疾病出现之前,吸烟者往往认识不到吸烟的危害。戒烟会带来很多好处,而且效果立竿见影,戒烟越早,好处越多。如戒烟 20 分钟,心率下降;戒烟 12 小时,血中一氧化碳(CO)水平降至正常;

戒烟 2 周~3 个月,循环系统功能及肺功能得到改善;戒烟 1~9 个月,咳嗽及呼吸短促发生减少,肺部纤毛恢复正常功能;戒烟 10 年,肺癌死亡率为持续吸烟者的 50%。

目前发现戒烟可以减慢慢性阻塞性肺疾病患者肺功能下降的速度,戒烟以后肺功能的下降速度是减慢的。戒烟还可以延缓慢性阻塞性肺疾病的病情进展,伴肺功能下降的中年吸烟者戒烟可避免严重或致死性的慢性阻塞性肺疾病的发生。戒烟的慢性阻塞性肺疾病患者更少得下呼吸道疾病的症状,而且戒烟的慢性阻塞性肺疾病患者更少出现因慢性阻塞性肺疾病急性发作而需住院治疗的情况。而且与现在吸烟者相比,戒烟者的慢性阻塞性肺疾病死亡风险下降 32%~84%,并且下降程度取决于吸烟年限及吸烟量。在香港老年人进行的一项前瞻性队列研究也发现,男性中戒烟者的死亡风险比现在吸烟者要降低。正是因为多项有循证医学证据的结果,慢性阻塞性肺疾病全球倡议明确指出,吸烟是慢性阻塞性肺疾病最常见的危险因素,戒烟是预防慢性阻塞性肺疾病发生的关键措施和重要干预手段。

戒烟以后肺癌发病率明显下降,戒烟后 10 年,肺癌发病率与同龄不吸烟的人相等。

降低哮喘发病风险的有效措施就是戒烟。在 10 200 名丹麦人中进行的前瞻性队列研究发现,戒烟可以显著降低哮喘的发病风险。实验研究也支持,戒烟可逆转吸烟诱导的气道炎症性改变。研究发现,戒烟后支气管上皮细胞的改变,它的特点和不吸烟者大致相同。

与吸烟相关的其他系统疾病

一、吸烟与脑卒中

脑卒中,即中风,又称脑血管意外。"卒",意思是仓促、急速,从词意中就可以看出,这种疾病的发生非常迅速,它是一种突发的脑血液循环障碍性疾病,具体是各种诱因引起脑内动脉狭窄、闭塞甚至破裂而造成的急性脑血液循环障碍,具有发病率高、复发率高、致残率高及死亡率高等特点。全世界每年有 1 500 万人罹患脑卒中,其中有 500 万人死亡,另外还有 500 万人伴有残疾,是全球第二大死因,也是致残的主要原因。我国脑卒中的发生极其普遍,其发病率、死亡率均居世界前列,严重威胁人们的健康和生命,给家庭和社会带来沉重的负担。研究证实脑卒中的危险因素包括高血压、心脏病、糖尿病、吸烟、血脂异常、过度饮酒、年龄老化等,其中吸烟是各类脑卒中的独立危险因素,不仅能诱发脑卒中,还能提高复发率。

1. 吸烟与脑卒中

吸烟可导致脑卒中已为人们所共识。研究显示,约19%的脑卒中是由吸烟诱导发生的;在美国民众中,吸烟者的脑卒中风险与不吸烟人群相比增加约1倍。另外,一项针对3 980 359人的荟萃分析显示,男性吸烟者的脑卒中发生率与不吸烟人群相比增加63%,而女性增加了83%,提示吸烟对女性罹患脑卒中影响更大。并且,一项关于医生群体吸烟与脑卒中相关性的研究在美国由哈佛大学开展,研究对象为2.2万名男性医生,时间长达10年,结果发现:每天吸烟少于20支,中风的危险增高0.8倍;每天吸烟超过20支,中风的危险增高1.2倍。他们又对4 437名不吸烟者和3 435名吸烟者进行了为期12年的随访观察,结果发现不吸烟者脑卒中发生率为11%,而吸烟组是不吸烟组的3倍。将全球各种关于脑卒中及吸烟的研究成果进行综合评估,结果提示与不吸烟或戒烟10年以上人群相比,吸烟者脑卒中的发生率增加2～4倍;假如不吸烟人群从未暴露在吸烟环境中,则吸烟者与之相比脑卒中患病率增加6倍。

脑卒中分为缺血性脑卒中(cerebral ischemic stroke,CIS)及出血性脑卒中。吸烟对各类脑卒中影响不尽相同。

(1)吸烟与缺血性脑卒中:CIS包括脑血栓形成和脑栓塞,主要由脑动脉狭窄或脑动脉内血栓及其他部分血栓脱落阻塞脑动脉所致,约占脑卒中患者总数的80%。吸烟诱发缺血性脑卒中的发生主要通过促进动脉粥样形成而实现。

动脉粥样硬化是缺血性脑卒中的重要病理基础,它能够引发动脉管腔狭窄或闭塞,进而导致供血区域发生缺血性梗死。研究提示,吸烟是颈动脉硬化及斑块形成的独立危险因素,长期吸烟患者内皮功能受损,导致粥样斑块形成,动脉硬化发生,并且随着吸烟年限及吸烟量的增加,危险度逐渐增加。吸烟促进动脉粥样硬化形成主要从以下几个方面来实现:①吸烟导致血压升高而促进动脉粥样硬化的形成;吸烟能够促进低密度脂蛋白的氧化修饰,同时降低高密度脂蛋白胆固醇水平,并通过氧化应激和组织缺氧导致内皮功能障碍。②提高纤维蛋白水平,使血液黏度增加。③促进血小板黏附和聚集能力,更易形成血栓。④提高白细胞表面黏附因子的表达,使血流特性改变;烟雾中的尼古丁能够刺激交感神经节,使儿茶酚胺和加压素分泌增加,刺激平滑肌细胞的增殖。⑤亚硝酸、一氧化碳、一氧化氮等有害物质一方面损伤血管内皮细胞,导致脑血管损伤和脑血栓的形成,另一方面造成低氧血症,使能量代谢异常。

高血压是 CIS 最重要和独立的危险因素。血压升高能促进动脉粥样硬化的形成,导致脑动脉狭窄,脑供血不足,最终诱发缺血性脑卒中;此外,高血压加重内皮细胞的损伤,有利于凝血因子、血小板的聚集而形成血栓。Framingham 的大型流行病学研究证实任何年龄、任何性别的不论何种类型高血压都是脑卒中的独立危险因素。吸烟与高血压有非常显著的相关性,研究表明,吸烟人群高血压患病率明显高于不吸烟者,且随吸烟量的增加而不断增高;并且被动吸烟可引起年轻女性短暂的心率和血压升高,对心率和血压有急性效应。吸烟导致血压升高主要通过两个方面作用来实现:烟草中烟碱、尼古丁等物质能通过刺激交感神经节和烟碱性胆碱受体,血液中儿茶酚胺释放量增加,从而使心率加快、血管收缩,导致血压升高;另一当面,烟雾中的一氧化碳引起低氧血症,血管发生痉挛,脑血流量减少,反射性地引起高血压。

房颤是心源性卒中的高危因素,以缺血性脑卒中多见,研究提示 20% 的缺血性脑卒中是由心源性房颤引起的,非瓣膜病慢性房颤患者发生脑栓塞的概率是正常人的 5 倍,而合并瓣膜病发病率是正常人的 17 倍。房颤时由于心脏和血流动力学改变而形成附壁血栓,当血栓脱落后多阻塞颅内大血管,造成大面积的梗死及严重的神经功能缺损,同时因栓子不稳定易反复发作,其致死率及复发率高,并且常遗留严重残疾。越来越多的研究提示吸烟会增加房颤的风险,与非吸烟者相比,吸烟者房颤发生率增高 2 倍,即使后来戒烟其房颤发病风险仍增加 1.32 倍。研究显示年龄增大、总胆固醇降低、甘油三酯降低、左房内径增大、左室射血分数降低可能是吸烟导致房颤发生的危险因素,且指标变化越明显,房颤持续时间越长。

除此之外,糖尿病、高脂血症也是脑卒中的重要危险因素。长期高血糖状态能通过增加血液黏稠度,加重血管内皮损伤,诱导血管平滑肌再生等多种因素加速脑血管粥样硬化斑块的形成;高脂血症会导致动脉内脂质沉积、粥样斑块以及血栓的形成。此外,脂蛋白作为一种大分子物质,能干扰或抑制纤维蛋白溶解系统进而阻止血栓溶解,促进血栓的形成。吸烟与糖尿病的发病密切相关,研究表明吸烟会增加糖尿病发病风险,促进血管并发症的发生并影响患者的远期愈合,而戒烟可部分逆转这些风险。许多研究提示吸烟是高脂血症的重要危险因素,使吸烟者高密度脂蛋白降低,甘油三酯和总胆固醇升高,引起高脂血症的发生。

(2)吸烟与出血性脑卒中:出血性脑卒中包括脑出血和蛛网膜下腔出血。脑出血即脑溢血,是因脑内动脉破裂血液进入到脑组织内造成,约占脑卒中总数的10%;脑表面或底部血管破裂,血液进入到蛛网膜下腔和脑池中而造成的脑卒中称为蛛网膜下腔出血,约占脑卒中总数的3%。虽然出血性脑卒中发病率明显低于缺血性脑卒中,但是其预后极差,死亡率和病残率均高于缺血性脑卒中,因此受到了重视。关于吸烟与出血性脑卒中关系尚未得出一致性结论。虽然多数研究认为吸烟是出血性脑卒中的危险因素,但也有一些研究不支持这一观点。

研究提示吸烟人群蛛网膜下腔出血发病危险与未吸烟者增加2倍,并且40%蛛网膜下腔出血的直接诱因是吸烟。出血性脑卒中最主要的诱因是高血压,而吸烟诱导出血性脑卒中的发生可能与尼古丁引起的急性血压升高、一氧化碳直接损伤动脉壁和已有损伤的血流灌注紊乱有关。但是一项关于日本人群脑卒中与吸烟之间关系的研究提示吸烟与出血性脑卒中无明显关联,并且在中国农村地区的人群研究中这一结论同样成立。

2. 被动吸烟与脑卒中

被动吸烟也在脑卒中致病中扮演着重要角色,其危险性甚至与主动吸烟相似,研究显示,全球有33%不吸烟男性、35%不吸烟女性以及40%儿童暴露于"二手烟"环境中,由此可见被动吸烟影响之广泛。一项针对从1984年到2010年中有关"二手烟"与脑卒中研究的荟萃分析显示,暴露于"二手烟"环境中人群脑卒中的患病率增加了0.25倍,而且随着暴露吸烟量从每天5支上升到每天40支,脑卒中患病率相对危险度从1.16增加到1.56,结果提示"二手烟"环境与脑卒中患病率密切相关,并且暴露吸烟量越大,脑卒中发生率越高。在2013年对中国安庆地区人群配偶吸烟和脑卒中发生风险相关性的评估中,通过对16 706人的随访,发现夫妻都吸烟人群发生脑卒中风险比不吸烟者高0.89倍,并且丈夫吸烟人群中妻子患脑卒中风险增加。2005年在中国上海一项针对本人不吸烟而丈夫吸烟的女性人群脑卒中发生率的研究发现,丈夫每天吸烟量1~9支、10~19支、≥20支的人群里妻子发生脑卒中风险分别是丈夫不吸烟者的1.28倍、1.32倍和1.62倍,表明丈夫的吸烟密度会增加妻子发生脑卒中风险。并且,一项在北京的以不吸烟女性暴露于被动吸烟环境中的人群作为调查对象的研究发现,缺血性脑卒中的发生与暴露吸烟量及吸烟时间存在密切关系。

3. 戒烟与脑卒中

在众多的脑卒中危险因素中,吸烟是少数几个完全可以控制的致病因素之一,而且戒烟对于有效控制脑卒中发生率所需要的费用是最低的,因此我们应该大力提倡戒烟与控烟。有针对西安市某企业40岁以上职工的跟踪调查研究显示,戒烟者平均开始戒烟年龄为52.3岁,戒烟率为38.7%;与从不吸烟人群相比,持续吸烟者心脑血管病死亡风险升高72%,并且吸烟量越大、年限越长,其死亡风险升高的幅度愈大,而缺血性脑卒中死亡风险下降幅度在戒烟2~7年组、戒烟8年及以上组分别为24%和16%;戒烟24小时内,血压和心率就开始明显下降,戒烟后,前 2 年所有脑卒中的发病危险降低了18%,戒烟作用的高峰期是在戒烟后 2~4 年,脑卒中的发病危险下降了38%。这项研究提示应在吸烟人群中强调戒烟对脑卒中的预防作用,让他们认识到戒烟的必要性。

　　戒烟、控烟同样能有效保护被动吸烟者遭受"二手烟"危害。研究发现,采取有效措施在工作场合进行控烟后,人群脑卒中的发病率约降低13%,避免人群遭受"二手烟"危害在预防脑卒中发生方面有着重要的作用。

　　控制烟草的使用和加强戒烟的宣传教育是我国预防和控制脑卒中疾病最经济有效的措施。戒烟的成功,需要个人和社会共同的努力。医生要作为戒烟运动的生力军,抓住各种机会进行戒烟的健康教育,作为医务工作者,责无旁贷。

参考文献

[1] Khandelwal P, Yavagal DR, Sacco RL. Acute Ischemic Stroke Intervention[J]. J Am Coll Cardiol,2016,67(22):2631-2644.

[2] Austin V, Crack PJ, Bozinovski S, et al. COPD and stroke: are systemic inflammation and oxidative stress the missing links[J]. Clin Sci (Lond),2016,130(13):1039-1050.

[3] Kumar N, Khera R, Pandey A, et al. Racial differences in outcomes after acute ischemic stroke hospitalization in the United States[J]. J Stroke Cerebrovasc Dis,2016,25(8):1970-1977.

[4] Mozaffarian D, Benjamin EJ, Go AS, et al. Heart disease and stroke statistics-2015 update: a report from the American Heart Association[J]. Circulation,2015,131(4):e29-e322.

[5] 崔小雨,吴晓球,邓可. 脑卒中危险因素的研究进展[J]. 医药前沿,2015,5(27):9-11.

［6］ Hsieh FI, Chiou HY. Stroke：morbidity，risk factors，and care in taiwan［J］. J Stroke，2014,16(2)：59 – 64.

［7］ Woodward M，Lam TH，Barzi F，et al. Smoking，quitting，and the risk of cardiovascular disease among women and men in the Asia – Pacific region［J］. Int J Epidemiol,2005,34 (5)：1036 – 1045.

［8］ O'Donnell MJ，Xavier D，Liu L，et al. Risk factors for ischaemic and intracerebral haemorrhagic stroke in 22 countries（the INTERSTROKE study）：a case – control study［J］. Lancet,2010,376(9735)：112 – 123.

［9］ Thun MJ，Carter BD，Feskanich D，et al. 50 – year trends in smoking – related mortality in the United States［J］. N Engl J Med,2013,368(4)：351 – 364.

［10］ Jha P，Ramasundarahettige C，Landsman V，et al. 21st – century hazards of smoking and benefits of cessation in the United States［J］. N Engl J Med,2013,368(4)：341 – 350.

［11］ Peters SA，Huxley RR，Woodward M. Smoking as a risk factor for stroke in women compared with men：a systematic review and meta – analysis of 81 cohorts，including 3,980, 359 individuals and 42,401 strokes［J］. Stroke,2013,44(10)：2821 – 2828.

［12］ 戴典章. 吸烟——人生第一杀手［M］.1 版.北京：人民卫生出版社,1997：238 – 249.

［13］ Shah RS，Cole JW. Smoking and stroke：the more you smoke the more you stroke［J］. Expert Rev Cardiovasc Ther,2010,8(7)：917 – 932.

［14］ Bonita R，Duncan J，Truelsen T，et al. Passive smoking as well as active smoking increases the risk of acute stroke［J］. Tob Control,1999,8(2)：156 – 160.

［15］ 星野晴彦,徐万鹏. 脑卒中的分类［J］. 日本医学介绍,2006,27(10)：433 – 435.

［16］ 李涛,张允岭,赵晖,等. 吸烟与脑卒中高危人群颈动脉粥样硬化发生的相关性分析 ［J］. 中西医结合心脑血管病杂志,2015,13(2)：175 – 178.

［17］ Barua RS，Sharma M，Dileepan KN. Cigarette smoke amplifies inflammatory response and atherosclerosis progression through activation of the H1R – TLR2/4 – COX2 axis［J］. Front Immunol,2015,9(6)：572.

［18］ Mendelson MM，De Ferranti SD. Childhood environmental tobacco smoke exposure：a

smoking gun for atherosclerosis in adulthood［J］. Circulation,2015,131(14):
1231 – 1233.

［19］宋秀玲,马文军,许燕君,等. 广东省男性吸烟者戒烟行为影响因素分析［J］. 中国公
共卫生,2011,27(8):947 – 949.

［20］Jorenby DE, Hays JT, Rigotti NA, et al. Efficacy of varenicline, an alpha4beta2 nicotinic
acetylcholine receptor partial agonist, vs placebo or sustained – release bupropion for
smoking cessation：a randomized controlled trial［J］. JAMA,2006,296(1):56 – 63.

［21］王晶,方秋红,庞莉,等. 按需应用伐尼克兰片戒烟在中国戒烟者中的疗效观察［J］.
中国现代医学杂志,2013,23(21):68 – 72.

［22］李桂源. 病理生理学［M］. 北京:人民卫生出版社,2010:8.

［23］冯昱,徐爱华,柳忠兰. 香烟烟雾对大鼠脑血管内皮细胞超微结构及内皮素1表达的
影响［J］. 中国动脉硬化杂志,2008,16(6):469 – 472.

［24］Li C, Sun H, Arrick DM, et al. Chronic nicotine exposure exacerbates transient focal cer-
ebral ischemia – induced brain injury［J］. J Appl Physiol (1985),2016,120(3):
328 – 333.

［25］周培毅,吴自强,谢志泉,等. 脑卒中危险因素的研究进展［J］. 中国老年学杂志,
2012,32(16):3590 – 3594.

［26］Kokubo Y, Kamide K, Okamura T, et al. Impact of high – normal blood pressure on the
risk of cardiovascular disease in a Japanese urban cohort：the Suita study［J］. Hyperten-
sion,2008,52(4):652 – 659.

［27］Okubo Y, Suwazono Y, Kobayashi E, et al. An association between smoking habits and
blood pressure in normotensive Japanese men：a 5 – year follow – up study［J］. Drug Al-
cohol Depend,2004,73(2):167 – 174.

［28］Yarlioglues M, Kaya MG, Ardic I, et al. Acute effects of passive smoking on blood pres-
sure and heart rate in healthy females［J］. Blood Press Monit,2010,15(5):251 – 256.

［29］Gac P, Poreba M, Mazur G, et al. The aortic mechanical properties in patients with the
essential hypertension environmentally exposed to cigaret smoke［J］. Inhal Toxicol,2015,

27(13):717 - 723.

[30] De Buyzere M. Where there's smoke there might be hypertension[J]. J Hypertens,2015, 33(11):2200 - 2203.

[31] Min J, Farooq MU. Detecting nonvalvular atrial fibrillation and anticoagulant therapy in cardioembolic ischemic stroke[J]. Postgrad Med,2016,128(6):620 - 628.

[32] Nielsen PB, Larsen TB, Skjoth F, et al. Stroke and thromboembolic event rates in atrial fibrillation according to different guideline treatment thresholds: A nationwide cohort study [J]. Sci Rep,2016(6):27410.

[33] 徐秀芝,邬美丽,温杰.浅谈房颤与脑卒中[J].世界最新医学信息文摘(连续型电子期刊),2015,15(10):154.

[34] O'Neal W T, Qureshi WT, Judd SE, et al. Environmental Tobacco Smoke and Atrial Fibrillation: The REasons for Geographic And Racial Differences in Stroke (REGARDS) Study[J]. J Occup Environ Med,2015,57(11):1154 - 1158.

[35] Albertsen IE, Overvad TF, Lip GY, et al. Smoking, atrial fibrillation, and ischemic stroke: a confluence of epidemics[J]. Curr Opin Cardiol,2015,30(5):512 - 517.

[36] Chamberlain AM, Agarwal SK, Folsom AR, et al. Smoking and incidence of atrial fibrillation: results from the Atherosclerosis Risk in Communities (ARIC) study[J]. Heart Rhythm,2011,8(8):1160 - 1166.

[37] 彭赛力.吸烟者非瓣膜性房颤相关危险因素的研究[D].南华大学,2015.

[38] 黄载文.缺血性脑卒中的危险因素研究进展[J].中国医药指南,2013,11(11): 60 - 61.

[39] Kitagawa K. Pathophysiology of stroke, due to diabetes mellitus[J]. Nihon Rinsho,2016, 74 (Suppl 2):278 - 280.

[40] Spijkerman AM, van der ADL, Nilsson PM, et al. Smoking and long - term risk of type 2 diabetes: the EPIC - InterAct study in European populations[J]. Diabetes Care,2014,37 (12):3164 - 3171.

[41] Soulimane S, Simon D, Herman WH, et al. HbA1c, fasting and 2 h plasma glucose in

current, ex – and never – smokers：a meta – analysis［J］. Diabetologia,2014,57（1）：30 – 39.

［42］王建跃,张立军,水黎明,等.浙江海岛渔民人群吸烟、饮酒与高脂血症的关系［J］. 中华流行病学杂志,2003,24（12）:1115 – 1117.

［43］Scranton RE, Farwell WR, Gaziano JM. Lack of cholesterol awareness among physicians who smoke［J］. Int J Environ Res Public Health,2009,6（2）:635 – 642.

［44］王建跃,张立军,水黎明,等.男性渔民吸烟、饮酒与高脂血症的关系［J］.中国公共卫生,2003,19（12）:1507 – 1508.

［45］Canhao P, Pinto AN, Ferro H, et al. Smoking and aneurysmal subarachnoid haemorrhage：a case – control study［J］. J Cardiovasc Risk,1994,1（2）:155 – 158.

［46］Juvela S, Poussa K, Lehto H, et al. Natural history of unruptured intracranial aneurysms：a long – term follow – up study［J］. Stroke,2013,44（9）:2414 – 2421.

［47］鞠强国.缺血性和出血性脑卒中危险因素分析［C］//2015 临床急重症经验交流第二次高峰论坛. 北京:2015.

［48］Ueshima H, Choudhury SR, Okayama A, et al. Cigarette smoking as a risk factor for stroke death in Japan：NIPPON DATA80［J］. Stroke,2004,35（8）:1836 – 1841.

［49］Oberg M, Jaakkola MS, Woodward A, et al. Worldwide burden of disease from exposure to second – hand smoke：a retrospective analysis of data from 192 countries［J］. Lancet,2011,377（9760）:139 – 146.

［50］Oono IP, Mackay DF, Pell JP. Meta – analysis of the association between secondhand smoke exposure and stroke［J］. J Public Health（Oxf）,2011,33（4）:496 – 502.

［51］王缓,胡晶晶,吴飞,等.安庆地区配偶吸烟与脑卒中发生风险的关系［J］.中华疾病控制杂志,2013,17（5）:380 – 383.

［52］Zhang X, Shu XO, Yang G, et al. Association of passive smoking by husbands with prevalence of stroke among Chinese women nonsmokers［J］. Am J Epidemiol,2005,161（3）:213 – 218.

［53］He Y, Lam TH, Jiang B, et al. Passive smoking and risk of peripheral arterial disease and ischemic stroke in Chinese women who never smoked[J]. Circulation, 2008, 118 (15) : 1535 – 1540.

[54] 郭航远,杨芳芳. 心脑保护戒烟为先——戒烟、控烟能给心脑血管获益[J]. 心脑血管病防治,2011,11(5) :337 – 338.

[55] 王培丽. 普及戒烟治疗在医疗工作中的重要性——控烟和治疗烟草依赖是每位医务工作者的责任[J]. 中国药物经济学,2012,7(5) :313 – 314.

[56] 健康报. 50 岁以后戒烟不晚[J]. 颈腰痛杂志,2014,38(5) :507.

[57] Mishkel GJ, Moore AL, Markwell S, et al. Correlates of late and very late thrombosis of drug eluting stents[J]. Am Heart J,2008,156(1) :141 – 147.

[58] Jaakkola MS, Jaakkola JJ. Impact of smoke – free workplace legislation on exposures and health : possibilities for prevention[J]. Eur Respir J,2006,28(2) :397 – 408.

[59] Fischer F, Kraemer A. Health Impact Assessment for Second – Hand Smoke Exposure in Germany—Quantifying Estimates for Ischaemic Heart Diseases, COPD, and Stroke[J]. Int J Environ Res Public Health,2016,13(2) :198.

二、吸烟与肿瘤

肿瘤,尤其是恶性肿瘤是当今世界危害人类健康最为常见也最为危险的疾病,其中超过30%的肿瘤的发生被证明与吸烟有关,是目前较为确定的致肿瘤因素。烟草燃烧产生的烟焦油、尼古丁等物质中含有多种致癌及促癌物质,通过自由基氧化应激、原癌基因及抑癌基因发生突变、炎症因子表达失衡等引起肺部肿瘤、喉部肿瘤、消化系统肿瘤,子宫颈癌的发生也与吸烟有一定的关系。

卫生部 2012 年发布的《中国吸烟危害健康报告》显示:我国大多数人都不能清楚地认识到吸烟及将自己暴露于"二手烟"环境中的危害,超过75%的人对于吸烟及其危害并没有全面的了解。因此探讨吸烟与肿瘤的关系并让我国国民对其有为较清晰的认识是非常有意义的,所以本节就吸烟与肿瘤的关系及致病机制做一个大致的讲解。

1. 吸烟导致肿瘤的发生机制

烟草在其燃烧的过程中局部温度可高达 900~1 000 ℃,进而使其发生一系列的热合成及热分解化学反应,进而在烟草烟雾中产生约 4 000 种新的化学物质,而其中大部分都是对人体有害的物质。吸烟时,经口腔吸入的烟雾大部分经气管及支气管到达肺部,也有一小部分随着唾液一起进入到消化道内,吸入的烟雾有部分会被重新呼出体外,由于个人吸烟习惯的不同,滞留于体内的烟雾量会有所差异。无论是经过呼吸道还是消化道进入人体的烟雾及其中所含的有害物质,最终都会被组织吸收进入到血液循环中,当中某些致肿瘤物质就有可能引起组织癌变,进而形成各种肿瘤。烟草烟雾中危害最为严重的物质是烟碱(尼古丁)、一氧化碳以及烟焦油。烟碱和一氧化碳主要引起心血管和脑血管疾病,而烟焦油则是导致肿瘤的罪魁祸首,尤其是恶性肿瘤。烟焦油含有以亚硝胺和多环芳烃两类有机物为主的致肿瘤物质和酚类促肿瘤物质。另外,种植过程中受到土壤及带有微量放射性物质(如同位素铅)的化肥污染,也使烟草具有一定的致肿瘤性。

吸烟可以引起多种肿瘤,如肺肿瘤、喉肿瘤、口腔肿瘤、食管肿瘤、胃肿瘤及子宫颈肿瘤等,多为恶性肿瘤,其中以肺部恶性肿瘤为甚。

2. 吸烟与肺部恶性肿瘤(肺癌)

肺癌占癌症死亡人群的首位,它通常在病情晚期才被发现,并且远期预后较差。国内外多数研究表明,吸烟以及烟草暴露与肺癌有着密切的关系,吸烟烟雾中有约 60 种已知的致癌物质,这些致癌物质进入到人体后,目前已知的发生肺癌的可能途径有以下几种:①自由基的氧化应激。②吸烟有可能直接导致原癌基因及抑癌基因发生突变。③吸烟时烟草烟雾会活化致癌相关的一些代谢酶类,使致癌物质对 DNA 产生损伤从而导致细胞的恶变。④长期暴露在吸烟烟雾环境中会导致肺部损伤以及炎症细胞因子表达的失衡。

有流行病学调查结果显示,导致肺癌发病的重要因素之一就是吸烟,尤其是鳞状上皮细胞癌以及小细胞未分化癌。男性吸烟者罹患肺癌的危险性较不吸烟者升高了4.97倍,随着吸烟年限越长、日吸烟量越多、开始吸烟年龄越小以及吸烟深度越深,男性吸烟者罹患肺癌的危险性是呈剂量反应性增加。吸烟者患肺癌后的死亡率比不吸烟者高出10余倍,因肺癌死亡的患者中超过85%的患者有大量吸烟史。戒烟已被明确证明可以降低肺癌发病的风险,有病例对照研究数据表明,戒烟5年的患者患肺癌的风险明显降低,并且随着戒烟时间的增加,患肺癌的风险持续减少。戒烟也有助于提高肺癌的预后及生存率,早期诊断肺癌的患者在确诊后继续吸烟有86%的复发可能。有研究表明,65岁以上早期确诊小细胞未分化癌的患者,戒烟者的5年生存率为70%,而未戒烟者的5年生存率为33%,可见戒烟对肺癌具有积极的防止作用。国内的一项研究结果表明,在工作环境中被动吸烟是男性非吸烟者患肺癌的最主要危险因素,而在家庭环境中被动吸烟成为女性患肺癌的最主要危险因素。

3.吸烟与喉部恶性肿瘤(喉癌)

喉癌多发生于中老年男性,是目前已知的头颈部肿瘤中发病率最高的恶性肿瘤。喉癌的发病因素很多,如吸烟、饮酒、遗传、环境、病毒感染、慢性炎症等,其中吸烟是诱发喉癌的最主要因素,有流行病学调查结果表明:84%以上的喉癌患者有长期的吸烟史,其中50%以上的患者日吸烟量多达20支以上。吸烟者罹患喉癌的危险性比不吸烟者高出接近40倍。随着日吸烟量越大、开始吸烟的年龄越小、"烟龄"越长、长期且大量吸入"二手烟",吸烟者罹患喉癌的危险性越高。戒烟后,曾吸烟者喉癌发生的危险性会逐年减少,约12年后可基本恢复至不吸烟者的风险度。

4.吸烟与口腔恶性肿瘤(口腔癌)

口腔鳞状细胞癌是最常见的头颈部恶性肿瘤,口腔癌的发病因素有很多,如吸烟、饮酒、营养不良、病毒感染、饮食习惯及局部刺激等,其中以吸烟及饮酒的危险性最大,有90%左右的口腔癌的发病被认为与暴露在烟草烟雾环境中有关,吸烟目前被认为是引发口腔癌最大的危险因素。

口腔癌的发病部位与吸烟的方式有关。部分人会有把燃烧的烟头放入口腔中倒吸的习惯,这种吸烟习惯有可能会导致腭部白斑及腭癌的发生。习惯于吸纸烟的吸烟者,发病部位多位于舌部与口底等处,而习惯吸烟斗者则多于唇部发病,习惯吸鼻烟者病变则多位于鼻烟所放置的部位处。

吸烟数量的多少直接影响到口腔癌的发病风险性,其危险度与吸烟的数量呈正比例关系。每日吸10～20支烟的吸烟者,其罹患口腔癌的危险性比不吸烟者高出约12倍之多。有咀嚼烟草习惯的吸烟者,发生黏膜鳞状上皮癌的可能性较不吸烟者大大增加,吸鼻烟者患口腔癌的风险比正常人高出2～3倍。口腔癌发病的危险性与吸烟年限的长短、吸入烟草烟雾的量以及烟雾刺激的部位有关,而不吸烟的人群发生口腔癌的概率非常小。

5. 吸烟与子宫颈癌

子宫颈癌是一种常见的妇女生殖系统恶性肿瘤。目前有实验表明,吸烟可以促进低度子宫颈病变发展为子宫颈癌,吸烟既可以作为一种直接化学致癌物促进癌症的发展,也可以作为一种免疫调节剂抑制人乳头瘤病毒(HPV)感染的T细胞免疫反应来影响病变的转归。此外,最近还有研究报告显示,吸烟烟雾的苯并芘可诱导高水平HPV合成,HPV与子宫颈癌及癌前病变密切相关。

吸烟时,不仅会危害吸烟者自身的健康,不吸烟者由于被动地吸入大量环境中的烟草烟雾,也会对健康产生危害。无论是主动还是被动吸烟者的子宫颈黏液中均可分离出比血浆中浓度更高的尼古丁和可替宁。被动吸烟是子宫颈上皮不典型增生二级(CIN Ⅱ)发病的风险因素,每年被动吸烟20包以上的妇女患CIN Ⅱ的风险是无被动吸烟者的7.2倍。吸烟和被动吸烟对

CIN Ⅰ发生率的影响相似。在我国,女性相较男性主动吸烟率较低,因而绝大多数女性群体处于被动吸烟的状态,因此,在我国将被动吸烟作为子宫颈疾病及子宫颈癌的危险因素更有意义。

目前的研究表明,被动吸烟在子宫颈癌疾病的发展过程中起作用的可能机制有两种,第一种机制为:"二手烟"中的一些可溶性致癌物质直接作用于子宫颈上皮细胞,之前的研究指出,在被动吸烟者的上皮细胞及子宫颈黏液中存在着大量的可被检出的烟草致癌物,如亚硝胺、苯并芘等;第二种机制为:吸烟可能是通过免疫抑制机制在子宫颈疾病中起到关键的作用,子宫颈黏液中存在着大量的 Langerhans 细胞和 T 细胞,这些细胞构成了坚固的免疫防御系统,而烟雾中的一些有害物质会使其 DNA 变性,使这些细胞被大量破坏,导致机体免疫力降低,从而使子宫颈上皮遭受到 HPV 的反复感染,最终发展为子宫颈癌。

6.吸烟与消化道肿瘤

胃癌是目前世界上发病率很高的一种消化道恶性肿瘤,其死亡率位居全球恶性肿瘤死亡率的第二位。有研究表明,胃癌的发病与吸烟有明显的关联,有研究显示:烟雾中含有多种致癌物质,如 N - 亚硝基化合物以及促内源性 N - 亚硝基化合物形成的 NO,以及较多的促癌物质,如一些环状结构的酚类、酮类、醛类等。吸烟时,烟草烟雾随着吞咽动作到达胃部,胃黏膜直接接触烟雾中的众多致癌及促癌物质,也进一步增加了胃癌发病的危险性。随着每日吸烟数量增多,胃癌的发病风险呈线性增高,吸烟也是导致胃癌复发的高危因素。

食管癌是一种非常常见的消化道恶性肿瘤,中国是全世界食管癌发病率以及死亡率最高的国家,有研究表明,食管癌发病的一个非常重要的危险因素就是吸烟,随着日吸烟量的增加、开始吸烟的年龄越小、吸烟年限的增长,食管癌的死亡风险显著增加。

7. 控烟在肿瘤预防中的地位

全球每年有大约 500 万人是因为吸烟致死的,这其中约有 1/3 是死于恶性肿瘤,而吸烟是目前首个可以预防的死因。目前世界范围对于开展肿瘤的一级预防的重点措施就是对于吸烟的控制。控制吸烟是目前已知的预防肿瘤的发病以及死亡最重要的措施之一,努力消除吸烟带来的危害已成为世界性的趋势。

参考文献

[1] Kim, C, et al. Smoky coal, tobacco smoking, and lung cancer risk in Xuanwei, China [J]. Lung Cancer, 2014,84(1):31 – 35.

[2] Han J, Chen, X. A Meta – Analysis of Cigarette Smoking Prevalence among Adolescents in China: 1981 – 2010. Int J Environ Res Public Health, 2015,12(5): 4617 – 4630.

[3] Borgerding M, Klus, H. Analysis of complex mixtures – cigarette smoke[J]. Exp Toxicol Pathol, 2005,57(Suppl 1): 43 – 73.

[4] Sasco, AJ, M.B. Secretan, and K. Straif, Tobacco smoking and cancer: a brief review of recent epidemiological evidence. Lung Cancer, 2004. 45 Suppl 2: p. S3 – 9.

[5] Fucito, L. M., et al. Pairing smoking – cessation services with lung cancer screening: A clinical guideline from the Association for the Treatment of Tobacco Use and Dependence and the Society for Research on Nicotine and Tobacco. Cancer, 2016. 122(8): p. 1150 – 9.

[6] Takahashi, H., et al. Tobacco smoke promotes lung tumorigenesis by triggering IKKbeta – and JNK1 – dependent inflammation. Cancer Cell, 2010. 17(1): p. 89 – 97.

[7] Thun, M. J., et al. 50 – year trends in smoking – related mortality in the United States. N Engl J Med, 2013. 368(4): p. 351 – 64.

[8] In The Health Consequences of Smoking – 50 Years of Progress: A Report of the Surgeon General. 2014: Atlanta (GA).

［9］Parsons，A.，et al. Influence of smoking cessation after diagnosis of early stage lung cancer on prognosis：systematic review of observational studies with meta－analysis. BMJ，2010. 340：p. b5569.

［10］杜灵彬,毛伟敏,陈万青.中国2003—2007年喉癌发病率和死亡率分析［J］.中华流行病学杂志,2012.

［11］Menvielle，G.，et al. The joint effect of asbestos exposure，tobacco smoking and alcohol drinking on laryngeal cancer risk：evidence from the French population－based case－control study，ICARE. Occup Environ Med，2016. 73(1)：p. 28－33.

［12］Schierl，M.，et al. Tobacco smoke－induced immunologic changes may contribute to oral carcinogenesis. J Investig Med，2014. 62(2)：p. 316－23.

［13］李基文.吸烟对健康危害的研究进展.职业卫生与应急救援,2005：p. 29－32.

［14］Li，Q.，J. Hsia，and G. Yang，Prevalence of smoking in China in 2010. N Engl J Med，2011. 364(25)：p. 2469－70.

［15］Castellsague，X. and N. Munoz，Chapter 3：Cofactors in human papillomavirus carcinogenesis—role of parity，oral contraceptives，and tobacco smoking. J Natl Cancer Inst Monogr，2003(31)：p. 20－8.

［16］Alam，S.，et al. The cigarette smoke carcinogen benzo［a］pyrene enhances human papillomavirus synthesis. J Virol，2008. 82(2)：p. 1053－8.

［17］朱静,朱瑾,武振宇.被动吸烟与浸润性宫颈癌发病的研究［J］.现代妇产科进展,2012. 21：p. 449－453.

［18］Jia，Y.，et al. Nicotine Inhibits Cisplatin－Induced Apoptosis via Regulating alpha5－nAChR/AKT Signaling in Human Gastric Cancer Cells. PLoS One，2016. 11(2)：p. e0149120.

［19］Kuang，J.J.，et al. Smoking Exposure and Survival of Patients with Esophagus Cancer：A Systematic Review and Meta－Analysis. Gastroenterol Res Pract，2016. 2016：p. 7682387.

［20］Sridhar，S.，et al. Smoking－induced gene expression changes in the bronchial airway are reflected in nasal and buccal epithelium. BMC Genomics，2008. 9：p. 259.

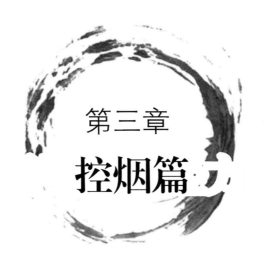

第三章

控烟篇

控烟与戒烟的概念有所不同,戒烟是一种个体行为,主要依赖对个人的宣传及个人对于烟瘾及生活习惯的改变。控制则是一种社会群体的行动。由于烟草的受害者不仅包括吸烟者,还有数量更为庞大的被动吸烟者。因此在我国,控烟有两层含义:对于超过3亿吸烟人群而言,通过各种方式宣教、劝阻,使其认识到吸烟的危害性,尽最大可能,动用各种资源,控制吸烟人群。对于7.4亿被动吸烟者而言,即使无吸烟习惯与意愿,由于主动吸烟者无空间、无场所区分的吸烟行为,使这一人群,尤其是妇女及儿童受周围吸烟人群影响,成为"二手吸烟者"。因此避免这些被动吸烟者遭受"二手烟"的伤害是控烟工作的重要目标。

第 一 节
控烟的政府干预

一、戒烟的卫生学、经济学

烟草危害是当今世界最严重的公共问题之一,烟草的使用还给我国乃至全世界造成沉重的经济负担:据估计,仅吸烟的成本就高达 1.4 万亿美元,占全球 GDP 的 1.8%。在我国,吸烟人群逾 3 亿,另有约 7.4 亿不吸烟人群遭受"二手烟"的危害;每年因吸烟相关疾病所致的死亡人数超过 100 万,如对吸烟流行状况不加以控制,至 2050 年每年死亡人数将突破 300 万,成为人民群众生命健康与社会经济发展所不堪承受之重,因此烟草控制变得尤为重要。目前已有 181 个国家成为《世界卫生组织烟草控制框架公约》的缔约方,该公约是消除烟草对发展负面影响的最有利的工具。在世界卫生组织的推动下,颁布的《扭转烟草流行系列政策》(MPOWER)措施中,控烟主要包括:监测烟草使用、保护人们免受烟草烟雾危害、提供戒烟帮助、警示烟草危害、确保禁止烟草广告和提高烟税。在以上所有的干预政策中,大幅提高烟草制品的税收和价格被视为最有效的单项政策措施。这对于贫困人群和青少年尤其有效,与此同时由于烟草制品的需求缺乏弹性,且大多数国家烟草税占财政收入的比重偏低,因此大幅提高烟草税将能给政府带来可观的财政收入。尽管吸烟者个人的损失通常更为显而易见和容易理解,实际上社会上的每一个成员都为此付出了代价。烟草使用导致资源的无效分配,政府迫切需要采取措施降低烟草使用。政策制定者需要了解烟草使用带来的负担,从而制定和实施有关旨在控制烟草使用的政策。

1. 吸烟的经济负担及戒烟的成本与效益

(1) 吸烟对个人和家庭的经济造成损失:烟草使用者给吸烟个人及其不吸烟家庭成员造成的损失包括:①购买烟草制品所浪费的金钱;②由于疾病和死亡而导致的收入减少;③烟草相关疾病带来的医疗费用;④其他家庭成员照顾吸烟者或带其去医院花费的时间(有时在发展中国家要用天来计算);⑤家庭成员因为暴露于被动吸烟而造成的疾病或死亡损失;⑥高昂的健康保险金额;⑦其他损失,如火灾危险。据统计,2000 年孟加拉国、中国、加纳、摩尔多瓦、巴基斯坦和巴布亚新几内亚 20 种进口香烟消耗了日收入的 50% 以上;1990 年中国上海附近农民消耗在烟酒的费用高出粮食、猪肉和水果;1993 年中国上海闵行统计吸烟者将个人收入的 60% 和家庭收入的 17% 用于香烟;2000 年巴拿马一包香烟相当于 12 个鸡蛋的价值。

(2) 吸烟对社会造成沉重经济负担:吸烟严重危害人类健康,平均每位烟草使用者损失 15 年寿命,高达半数烟草使用者会死于与烟草有关的病因。据统计,与吸烟有关的全球年度卫生保健支出估计为 4 220 亿美元,相当于每人 56.34 美元,该支出占了全球卫生总支出的 5.7%。而在我国,2008 年 35 岁及以上成人用于吸烟的经济负担共计为 2 270 亿人民币,用于治疗吸烟有关疾病的费用为 393 亿人民币,占全国卫生总费用的 3.5%。2002 年根据相关资料显示:烟草在美国每年造成的医疗费约为 760 亿美元,德国约为 147 亿美元,英国约为 23 亿美元,澳大利亚约为 60 亿美元。由此可见,吸烟导致卫生经济负担沉重,戒烟迫在眉睫,全世界大部分国家都采取全面有效的戒烟措施,而戒烟,也可以成为政府降低医疗费用的措施之一。

（3）戒烟治疗与费用:戒烟是被证实的降低吸烟危害的唯一方法。戒烟对健康的益处,有如下几项:①对所有吸烟者而言,戒烟可以显著降低吸烟的死亡风险,戒烟时间越长,死亡风险越低;②任何年龄戒烟均可获益。早戒比晚戒好,戒比不戒好。与持续吸烟者相比,戒烟者的生存时间更长;③对儿童带来的健康益处;④其他的健康益处,如戒烟可以降低肺癌、冠心病、慢阻肺等多种疾病的发病和死亡风险,并改善这些疾病的预后。在充分认识到吸烟对健康的危害及戒烟的健康获益后,许多吸烟者都会产生戒烟的意愿。对于烟草依赖程度较高者,仅凭毅力戒烟往往以失败告终,由此需要给予更强的戒烟治疗,配合医务人员戒烟干预才能成功戒烟。在这个过程中会产生大量费用,根据国内外经验,费用一般有 4 个方面支出:①获取巨大利润的烟草公司拿出一部分;②将戒烟费用纳入到国家对烟草产品的税收之中;③将戒烟药品和治疗费用纳入社会医疗保险报销范围;④吸烟者个人自己承担部分费用。

（4）烟草控制的益处:无论在穷国还是富国,烟草控制对于政府、雇主和吸烟者来说都带来经济效益。烟草流行的程度、对于人类生存和健康造成的普通和致命影响及其对于个人、家庭、工商界和政府资源的消耗使得烟草控制成为一个紧迫的公共卫生优先政策。烟草控制给政府带来的益处包括:①较多的农田可以用于种植粮食作物而不是烟草;②减少用于烟草进口的外汇损失;③减少用于治疗吸烟者疾病的卫生保健费用支出;④减少未成年死亡所造成的损失;⑤减少用于吸烟者疏忽所引起的火灾损失;⑥减少用于维护建筑物的财政指出等。烟草控制给雇主带来的益处包括:①提高劳动者的生产力;②减少火灾和事故;③减少保险费用;④减少保洁开支;⑤减少被起诉的机会。烟草控制给吸烟者及其家庭带来的益处包括:①节省了用于购买香烟的金钱;②减少了病假;③降低了卫生保健费用支出;④降低了家庭其他成员被动吸烟的风险;⑤对于任何年龄和阶段,戒烟都是有效的。

2.戒烟中烟草税收的经济学

(1)为什么要提高烟草税收:在世界卫生组织提出的 MPOEWR 措施中,增加烟草税收是已经被证实的用来处理各种发展问题并鼓励吸烟者戒烟的最有效的控烟措施,但它也是各个国家使用最少的控烟措施。在很多国家,烟草使用影响穷人的健康和收入。烟草税收往往被错误地认为会对弱势人群产生不成比例的过大影响。但现实恰恰相反,通过提高价格,烟草税收保护穷人免受一种致病并致死的产品的危害。事实上,税收是激励当前烟草使用者戒烟的最有效手段。在我国,对于采用提高烟草税收的政策同样未取得一致的看法,通常担心提税可能导致逃税(走私)和避税、税收、就业、通货膨胀、卷烟和其他烟草制品的负担能力增加,特别针对低收入吸烟者而言以及进口国产烟卷的价格比。此外,在一些国家,政府会与烟草生产企业共同协商来提高烟草税,烟草企业对增税的反应会影响政府对财政收入的预期。因此,有必要从各个方面认识戒烟中提高烟草税收对经济的影响,以便政府决策者做出正好的决策。

(2)烟草税收与消费:根据相关的研究表明,当烟草税收越高,烟草的需求价格越高,吸烟人数就降低得越多,吸烟对人体健康的危害降低得也越多,越有利于减少不必要的疾病和死亡。同时,由于脱离烟草消费的人变多,相对的越有利于控制吸烟人数。在我国,青少年吸烟现象呈不断蔓延并加重趋势。吸烟不仅对青少年的学习、健康造成不良影响,还对心理品质的发展产生负面作用。价格上涨之后,促使青少年吸烟者戒烟或减少吸烟的概率是其他人群的 2 至 3 倍,因为青少年在经济上对烟草提价最为敏感。研究显示,烟草的价格提高10%可以令印度农村烟草消费降低3.4%,而比迪烟(比迪烟是印度卷烟的一种形式,它是将0.15~0.25克晒干的烟丝卷入加工成长方形的一种植物的干叶中,制成圆锥形并且用细线串成串,供人吸用)价格提升10%

可分别减少印度农村和城市消费的 9.2% 和 8.5%。对青少年来说,他们烟草吸烟率和比迪烟吸烟率也会分别降低 1.7% 和 11.7%。

(3)烟草税收与公共卫生:越来越多的证据清楚地表明,烟草税的提高会延迟青少年初始吸烟年龄并促使成年吸烟者戒烟,极大地减少因吸烟而早逝的人数,从而显著降低由于烟草使用而引起的卫生和经济负担。例如在印度,对民众健康而言通过加税将比迪烟价格提高 52.8% 可以避免当前比迪烟吸烟者中 460 万例的早逝,而通过增税把卷烟价格提高 153% 可以避免现有卷烟吸烟者中 200 万例的早逝。此外,通过延迟当前印度青少年的初始吸烟年龄,可以预防 160 万例和 1 090 万例由吸卷烟和吸比迪烟带来的早逝。在俄罗斯,计划增加的烟草消费税,预计可以减少约 8 万例的死亡(预期死于烟草相关疾病人数的 0.4%)。如果俄罗斯选择将烟草税提高到占零售价格70% 的话,就能避免俄罗斯现有人口中高达 270 万人死于烟草相关疾病,这会使烟草相关疾病死亡减少达 12%。在乌克兰,相对小幅的提税,即把烟草税提高到占零售价格 50% 的水平,可减少高达 50 万的吸烟人口,避免 25.3 万例死亡(占预期死于烟草相关疾病人数的 3.1%)。

(4)烟草税收与财政收入:通常烟草公司会认为国家在采取控烟政策之后,烟草的消耗会变少,而烟草税收带来的财政收入就会减少。但是,事实上如果各国都将烟草税收每包仅提高 0.8 美元,那各国烟草消费税收总收入就可以增加 50% 以上。因为提高烟草消费税一方面会引起烟草消费量的下降,另一方面又会引起单位税额的相应上涨,二者抵消之后,政府财政收入不仅没有下降,反而呈现逐步上升趋势。中央财政收入增加有利于加强中央的宏观调控能力,特别是对于烟草生产的调控能力。即使烟草消费减少会间接影响到地方财政,这部分减少的收入也可以通过中央政府的财政转移支付来弥补。

(5)烟草税与烟草工业:我国实行烟草专卖制度,中国烟草总公司多年来一直从事烟草生产垄断经营,地方政府也可以在税收和就业两个方面从烟草生产中获得好处。由于提高烟草税将减少卷烟消费,这在短期内可能对卷烟工业有负面影响,这一问题已经成为提高烟草税率的主要障碍之一。研究表明,提高烟草税收的确会对烟草工业产生负面影响,但与此同时政府净财政收入在一定税率范围内是以增量递减的趋势上升的。可以说,烟草制造业由于烟草税收提高而损失的利润与国家财政收入增加量相比微不足道,甚至这一损失平均利润率较高的烟草制造业自己就能消化。另一方面,吸烟者减少烟草消费而节省下的那部分钱,可能会用在其他娱乐上面,同时烟草消费减少还可能导致烟草厂向产品多元化方面发展。

(6)烟草税收与烟草就业:评估烟草行业对一个国家或地区的经济的影响通常通过以下两种研究:①计算烟草行业带来的直接就业机会和间接就业机会的方法。②主要来计算烟草业对就业带来的净贡献。虽然采取控烟措施之后可能会造成烟草种植业就业机会丧失,不过企业间存在一种自身调整。比如将烟草行业从经济领域中消除,其他行业或非烟草依赖地区的就业机会增加,从而抵消烟草消费减少所带来的损失。事实证明的确如此,美国东南部烟草区在烟草税收提高 1 倍的情况下,1993 年和 2000 年将分别损失6 300个和3.66 万个工作岗位,与此同时 8 个非烟草区在1993 年和2000 年将分别获得6 400 个和5.63 万个工作岗位。

(7)烟草税收与烟草种植:中国政府十分关注烟草税收提高后对烟农生计的负面经济影响。烟草税收越高,对烟草的种植影响也越大,在一些地区,烟叶种植是地方财务收入的重要来源,因此烟草税收提高也将对地方财政收入造成一些不可避免的影响。尽管提高烟草税收对烟叶种植有一定的影响,但是这一影响在我国并不大。第一,因为中国的烟叶种植面积仅占全国农业种植面积的1%;第二,烟草税率提高引起的烟草种植面积及烟农收入的降低幅度也在可承受范围内;第三,烟叶并不是经济收益最好的作物。

（8）烟草税收与可负担性：政府提高烟草税来减少烟草使用对卫生和经济方面的负面影响，所需要考虑的不只是税收的绝对水平，其他商品和服务价格的相应变化也需要考虑在内。烟草税的提高如果不能使烟草制品价格上涨幅度超过其他商品价格的上涨就会导致烟草制品的价格相对于其他商品的价格而言是下跌（真实价格或去除通货膨胀影响后价格下跌），烟草制品名义价格提高但实际价格下跌会导致烟草消费增加，其影响将更加严重。20世纪 70 年代的美国就是一个典型的例子。尽管吸烟对健康有负面影响等信息不断被提及且被广泛传播、卷烟的外包装和烟草广告里增加了健康警告标识、禁止在广播里播出烟草广告、包括餐厅和工作场所等公共场所限制吸烟、卷烟名义售价上涨了 53%，但是从 1970 到 1979 年人均卷烟消费依然上涨了 11.4%。增加的消费是在这期间卷烟的实际价格下降 16% 造成的，这主要是因为联邦烟草税没有增长，而某些州的从量税小幅度增长不足以跟上通货膨胀的速度。再以中国为例，相关报告指出，1990 到 2005 年间虽卷烟实际价格翻了一番多，但由于这期间中国收入的迅速增长，卷烟负担程度却提高了 2 倍以上。这与相关经济理论是一致的，即可负担的增长导致了中国的卷烟需求逐步变得越发没有弹性（对价格变化敏度降低），此外卷烟可负担性的提高导致在此期间中国人均卷烟消费增长约 9%。至今，尚无国家采取政策来自动调节烟草制品税收，以防烟草制品随收入逐步提高而变得更容易负担。

（9）烟草税收提高与贫困：担心加税给穷人造成负担是对提高烟草税的另一个阻碍。确实，在一些国家烟草税水平和结构的设计一定程度上就是为了使某些品牌或产品价格低廉，使穷人也负担得起。这样的政策没能"扶贫"，反而令较低收入人群使用更多烟草。其后果是穷人最终承担了不匹配的烟草卫生与经济负担比例。贫富人群烟草使用的不同，解释了他们在健康方面的社会经济差异。此外，烟草使用能加剧贫困，因为资金花在了烟草制品上，而非用于食品、住房、教育和卫生保健等基本需求。此外，提高烟草税对贫困人群的影响这个疑虑一直存在,对此各国政府可以通过把提税所得新增财政收入给贫困人群提供更多福利的方式解决这个问题。在此意义上,烟草税收成为扶贫政策,越来越多的政府把部分烟草税收收入专门用于助贫,比如,埃及正在考虑提高卷烟税,用取得的财政收入扩大健康保险覆盖范围和改善贫困人群的卫生服务。土耳其最近加税后,政府也在考虑使用部分额外财政收入扩大卫生覆盖及改善卫生服务,而这些都造福于贫困人群。

(10)烟草税收与卫生系统:烟草税收入在一些国家相当巨大,并能为医疗卫生提供重要资源。在资源匮乏的低收入国家中尤其如此。世界卫生组织调查显示,在刚果民主共和国、巴基斯坦或越南等国家,来自消费税的财政收入(2008 数据)是政府卫生开支的 50% 以上。甚至税收增加而带来的财政收入专款专用于卫生项目也是内部筹资的有效途径,同时解决了任何对此加税的反对意见。消费税提高 50%,可以把 22 个低收入国家(据其现有数据)的消费税收入提高 35%,仅此额外财政收入就相当于这些国家公共卫生开支的 29%。在消费非常高的地方,烟草消费税收入有几乎相当于政府的公共卫生开支。2008 年,消费税提高 50% 所得到的卷烟消费税收入分别相当于巴基斯坦和越南政府公共卫生开支的 31% 和 26%。

(11)烟草税收提高可能带来的负面影响:在全世界范围内实行的控烟法规使得烟草商合法的经营行为受到了很大影响,在这样的环境下使得假冒及走私烟草的非法经营者们有机可乘,有可能会导致此类非法烟草制品的猖獗。因此国家必须加强税收管理与海关部门的监管能力,特别是针对那些走私或逃税猖獗的地区。此外,在每件零售商品的包装上粘贴税票,强有力法律支持下的执法力度也是降低非法贸易的有效手段。此外,由于烟草税收提高,吸烟者消费烟草的支数可能会降低,但是吸烟者通常会采取一些补偿性行为,比如倾向吸取焦油和烟碱含量较高的烟草,来维持每天摄入的总焦油和烟碱量不会变化。这种行为有可能会消除吸烟支数减少带来的健康益处。

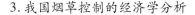

3.我国烟草控制的经济学分析

我国从 20 世纪 80 年代就开始颁布与控烟相关的法律法规,表明从那时候起政府就认识到了烟害的问题,并试图控制烟草流行的势态。但一直以来,控烟效果并不理想,一方面可能因为政府关注度不够和公众意识不强,把主要精力用于发展经济和关注其他更为严重的社会治理问题。另一方面,也与我国在控烟方面面临的巨大挑战密切相关。当前在国家级烟草控制方面缺乏有效的跨部门协作机制和资金筹措渠道,无法支撑全国范围开展综合烟草控制措施,尤其是在转变烟草经济发展模式方面,缺乏资金支持和社会投入,烟草控制停留于"治标","治本"则无从谈起。

(1)我国烟草种植、生产和贸易现状:

1)我国是世界上最大的烟草生产国和消费国:生产和消费的卷烟占世界总量的 35%。1997 年世界上未加工的烟草产量估计为 700 万吨,比 1995 的产量上升了 27%。增加的大部分可归因于在中国的持续扩展。2000 年以后,与其他国家卷烟产量下降的趋势截然不同,我国卷烟产量依然逐年递增。2007 年,烟草制品业职工 18 万人,占制造业就业人数的 0.9%,商业职工 25 万人,占全国批发和零售业人数的 5%。2008 年,全国共有 360 万户烟农,约 700 万人从事烟叶种植,占全国农业劳动力的 1.5%。2008 年,烟草行业实现工业总产值 4 395 亿元,占全部 GDP 的比重为 1.40%,占工业 GDP 的比重为 3.17%。

2)烟草消费现状:据调查,目前我国吸烟人口在 3 亿至 3.5 亿人之间。近 30 年来,我国男性吸烟率一直居高不下,吸烟率为 57.4%。据 2006 年对辽宁省 2 280 名卫生医务人员、教师和公务员吸烟、戒烟、被动吸烟、劝阻吸烟现状的调查,总吸烟率为 33.2%;公务员吸烟率最高为 38.2%,卫生医务人员吸烟率为 33.0%,教师吸烟率为 28.4%。男性吸烟率为 63.2%,女性吸烟率 2.5%。

3)入世关于烟草业的承诺助长了烟草贸易和消费。2001 年 12 月 11 日,我国正式加入 WTO,在烟草方面的主要承诺包括:①降低关税。我国承诺于 2001 年、2002 年和 2004 年在烟叶上分别降税 28%、22% 和 10%,在卷烟上分别降税 49%、35% 和 25%。②逐步取消非关税壁垒。我国承诺 2 年内逐步给予进口卷烟以国民待遇,凡卷烟零售店都可以经营进口卷烟。③取消政府补贴。在入世的法律文件中,烟草是被要求逐步取消政府补贴的产业之一。

4) 烟草危害治理成本高。近日发布的《控烟与中国未来》的报告显示:在我国,烟草导致的健康危害已使其社会经济效应呈负值。去年,其社会净效益已由 1998 年时的正 1.5 亿元骤降至 -600 亿元。报告预测,到 2030 年,中国吸烟导致的年死亡归因会达到 300 万,占 25%。

(2) 我国烟草控制实际投入与需求不相匹配:我国吸烟早亡生产力损失 2010 年约 910 亿,被动吸烟所致损失约 140 亿,而国家财政每年投入控烟工作的经费约为 2 千万元,国际社会给予的资助每年平均也仅为 200 万美元左右,控烟投入与控烟需求之间严重不匹配。以 2008 年为例,省级 CDC 控烟经费总额为 417.9 万元,仅占省级 CDC 工作经费的 0.64%;地市级控烟工作经费为 449.9 万元,仅占地市级卫生工作经费的 0.27%。

(3) 我国的烟草控制投入与其他国家和地区的差距:研究表明,增加控烟财政投入成为降低烟草消费和提高人群健康水平的重要手段和途径。我国当前的人均控烟投入仅为 0.004 美元,低于中等收入国家人均控烟公共开支 0.005 美元,更远低于高收入国家和地区的人均 1 美元。我国香港地区,2006 年年底《禁烟条例修订案》通过以后,香港政府为控烟提供了充足的财政支持,2010 年,香港政府投入控烟工作的经费有 8 000 多万港元,人均约 1.5 美元。

(4) 投入不足而导致控烟能力不足、控烟成效不理想:综观国内、国外,横向和纵向比较,由于我国控烟经费短缺,专业控烟人员数量严重短缺、能力也不能满足当前控烟工作需要。以香港为例,现有控烟执法人员 99 人,而我国全职控烟人员总计 27 人。我国控烟工作专职和兼职人员仅占疾控系统人员的 1.26% ,2008—2009 年,省级机构接受控烟培训的人员为 81% ,地市级为 19.5% ,县级仅为 10.8% 。与反控烟力量在烟草促销和推广等方面的投入相比,控烟投入的明显欠缺,使我国控烟成效甚微。

4. 控烟先进国家的履约情况及策略参考

(1)英国于 2004 年 3 月 29 日颁布了最新的禁烟措施。在英国落实禁令的不是依靠执法人员的巡逻监督,而主要是靠民众的举报和高科技措施。个人违反规定在禁烟场所吸烟,对其罚款最高可达 200 英镑,同时该禁烟区的负责人也要罚款 200 英镑。英国的烟税也多次上调,从 1990 年起平均每年提高 3% ,人均烟草消费量降幅大于 20% 。英国卫生部于 2010 公布的一项研究结果显示,自英格兰 2007 年公共场所禁烟以来,本地区居民心脏病的发病率下降了 10% ,而苏格兰格拉斯哥大学一项调查则发现,苏格兰自 2006 年开始在公共场所禁烟以来,不同人群的心脏病发病率都显著下降,其中吸烟者的发病率降低了 14% ,已戒烟者下降了 19% ,而不吸烟者下降了 21% 。

(2)法国从 2008 年 1 月 1 日开始,通过政府禁烟令的形式实行公共场所全面禁烟。其范围涵盖旅馆、餐馆、酒吧等公共场所。为保证禁烟令的有效实施,由警察、宪兵和军队巡逻兵组成的“香烟警察”在公共场所巡逻监督,人数多达万。“香烟警察”对违反禁烟令者有权处以高额的罚款,对违反禁烟令的公共场所则有权处以双倍罚款。同时,法国政府还出台了一系列发放戒烟补助等的辅助措施引导烟民戒烟。法国成为整个欧洲人均烟草消费最少的国家。

(3)2004 年 8 月,不丹加入了《公约》,其随即宣布烟草非法。2004 不丹颁布了全国性的禁烟法律,在人均收入 660 美元的不丹,销售香烟将被处以 220 美元的罚款,并可能直接导致营业资格的丧失。坚定的禁烟决心和严厉的处罚力度让不丹换来了世界第一个无烟国的荣誉。

参考文献

［1］ GBD 2015 Risk Factors Collaborators. Global, regional, and national comparative risk assessment of 79 behavioral, environmental and occupational, and metabolic risks or clusters of risks, 1990—2015: a systematic analysis for the Global Burden of Disease Study 2015. Lancet. 2016; 388(10053):1659 – 724.

［2］ Mathers CD, Loncar D. Projections of global mortality and burden of disease from 2002 to 2030. Plots Med. 2006 Nov; 3 (11); e442. DOI: 10. 1371/journal. pmed. 0030442.

［3］ United States National Cancer Institute, World Health Organization. The economics of tobacco and tobacco control. Bethesda (MD): United States Department of Health and Human Services, National Institutes of Health, National Cancer Institute/Geneva: World Health Organization; 2016 (National Cancer Institute Tobacco Control Monograph 21. NIH Publication No. 16 – CA – 8029A).

［4］ 中华人民共和国卫生部. 中国吸烟危害健康报告［M］. 人民卫生出版社, 2012.

［5］ Great Britain Scientific Committee on Tobacco and Health(SCOTH). Report of the Scientific Committee on Tobacco and a Health. London, The Stationary Office,1998.

［6］ WHO report on the global tobacco epidemic, 2008: the MPOWER package. Geneva: World Health Organization, 2008.

［7］ 杨练, 毛正中, 饶克勤. 我国2008年归因于吸烟的疾病经济负担研究［J］. 中国卫生经济, 2010, 29(7):75 – 78.

［8］ Eriksen M P, Mackay J, Ross H. The tobacco atlas［M］. World Health Organization, 2002. Mack.

［9］ 毓森. 控烟:政府降低医疗费用最具效益的举措［N］. 中国劳动保障报,2009 – 07 – 29 (008).

［10］ 石坚, 胡德伟, 毛正中,等. 提高中国烟草税税负的经济影响分析［J］. 财贸经济, 2010(2):57 – 63.

[11] 唐雯,李晓松,潘杰. 我国青少年吸烟行为的代际传递研究[J]. 四川大学学报(医学版),2014,(02):262 – 265.

[12] The Economics of Tobacco and Tobacco Taxation in India. Paris:International Union Against Tuberculosis and Lung Disease.

[13] Ross, H., Shariff, S., Gilmore, A., 2008. Economics of tobacco taxation in Russia, Paris:International union Against Tuberculosis and Lung Disease.

[14] Ross, H., Shariff, S., Gilmore, A., 2009. Economics of tobacco taxation in Russia, Paris:International union Against Tuberculosis and Lung Disease.

[15] 田寒梅,黄育北,金艳辉,等. 提高烟草税收 财富还是负担[J]. 中国卫生经济,2011,30(7):62 – 64.

[16] 世界卫生组织. 世界卫生组织烟草税管理技术手册[M]. 北京:中国财政经济出版社,2012.

[17] Tobacco Taxation and Its Potential Impact in China. Paris:International union Against Tuberculosis and Lung Disease.

[18] Jha P, Jha P. Tobacco Control in Developing Countries [M]. Oxford University Press, 2000.

[19] Chapter on poverty, NCI/WHO monograph on the economics of tobacco and tobacco control.

[20] World health report 2010:the path to universal coverage.

[21] 胡鞍钢,胡琳琳.从消极控烟国到积极控烟国——关于"十二五"时期全面控烟的建议[J]. 中国卫生政策研究, 2011, 04(3):16 – 22.

[22] 苏萌,洪志恒,张婷,等.中国烟草控制政策扫描[J].中华疾病控制杂志,2011,15(1):62 – 65.

[23] 张麓曾,李跃进,田丹,等.辽宁省五城市卫生医务人员、教师和公务员吸烟状况抽样调查[J].中国健康教育,2009,25(1):17 – 19.

[24] "2010 年中国控烟报告",中国疾病预防控制中心控烟办公室,2010,1 – 3.

[25] 杨功焕,胡鞍钢. 控烟与中国未来:中外专家中国烟草使用与烟草控制联合评估报告

[R]. 北京:经济日报出版社,2011.

[26] 香港如何成为控烟最好的地区[N]. 南方都市报,2011.

[27] 看世界各地控烟[EB]. http://www.chinadaily.com.cn/hqpl/zggc/2011 - 01 - 09/content_1541372.html,2011 - 1 - 12.

二、国家对控烟的政策和法律

法律是政府干预烟草市场活动最有力的手段。自 20 世纪 60 年代中期起,许多国家和地区开始制定自己的烟草控制法。

现代各国烟草控制的法律与政策的技术层面理论源于医学界对"烟草导致健康危害"的证明。科学依据奠定了烟草控制社会运动以及国内法和国际法规控制烟草使用的基础。自 19 世纪始即有医生提出吸烟可能致癌。20 世纪 60 年代,英美两国分别发布官方声明,明确承认烟草危害人体健康。1970 年世界卫生组织(WHO)首次宣称烟草导致健康危险。1971 年,国际社会举行了首届世界烟草或健康大会。其后,WHO、其他国际组织和反烟团体搜集了更多的有关烟草危害性的资料和证据。世界主要国家开始逐渐出现烟草控制的法律及法规。

世界卫生组织《烟草控制框架公约》,简称 WHO FCTC,是在 WHO 主持下谈判制定的第一份控烟条约。公约以证据为基础,重申所有人民享有最高健康水平的权利。FCTC 在制定一项处理成瘾物质的管制战略方面体现了一种观念的转变。与以往的药物控制条约不同,FCTC 坚持减少需求战略和供应问题的重要性。2003 年 5 月 21 日,世界卫生组织烟草控制框架公约在 56 届世界卫生大会上获得 192 个国家全票通过,这种情况在其他世界公约的谈判中是难得一见的。我国于 2003 年 11 月 10 日签署该公约,并于第十届全国人大常委会第十七次会议正式批准,我国成为第 89 个批准 FCTC 的国家。2005

年10月13日,我国政府举行了履行 FCTC 启动仪式。2006 年1月9日,FCTC 开始在我国生效。为了积极有效履行 TCFC,2007 年1月,在原政府间谈判机构的基础上,国务院批准成立了由国家发改委、卫生部等8个部(委、局)组成的中国履约部际协调机制,负责协调全国的履约工作。这些都向世界表明了中国对控烟工作的重视,表明了中国对在 FCTC 的框架下加强与各国的合作,应对公共卫生领域的挑战以及保护公民健康的郑重承诺。

2005 年2月27日,由 WHO 主导的,一个旨在宣传吸烟的危害,限制烟草和烟草制品发展的全球范围内的公约《烟草控制框架公约》生效。它是第一个世界范围内限制烟草发展的多边协议,也是由 WHO 主导达成的一个具有法律意义的国际卫生公共条约。由卫生大会倡导并制定的烟草控制框架公约是全球公共卫生的一项创举,此公约的顺利通过更是立志保护公民健康权利的一个里程碑,并为以后其他国际卫生合作树立了典范。此外,相较于目前我国已出现的烟草专卖法及地区控烟法规,该公约也成为我国开展控烟立法的法律基础。

2008 年2月7日 WHO 发布的有效遏制烟草流行的六项烟草控制政策。具体包括:M(Monitor tobacco use and prevetionpolitics ,监测烟草使用与预防政策):强调加强烟草使用及影响评估,监测对象包括吸烟者、被动吸烟者、青少年、医生,更重要的是控烟政策的实施和有效性。P(Protect people from tobacco smoke ,保护人们免受烟草烟雾危害):防止“二手烟”已被《烟草控制框架公约》纳入优先领域,无烟环境对于保护非吸烟者和鼓励吸烟者戒烟都十分重要。O(Offer help to quit tobacco use ,提供戒烟帮助):3/4 意识到烟草危害的吸烟者想戒烟,但很难凭个人力量戒烟,多数需要帮助和支持以克服成瘾性。国家卫生保健系统担负治疗烟草依赖的重大责任。W(Warn about the dangers of tobacco,警示烟草危害):烟草包装图形警示信息和强制性警示图片可有效遏制烟草流行。2009 年1月9日,我国所有烟草包装均将出现大而清晰且可以轮换的健康警语。E（Enforce bans on tobacco advertising promotion and sponsorship，确保禁止烟草广告、促销和赞助）：世界约半数儿童生活在不禁止免费分发烟草制品的国家。研究发现执行广告禁令后，烟草消费最多降低了 16%。R（Raise taxes on tobacco，提高烟草税）：控烟措施中最有效和最符合成本效益原则的策略。烟草税提高 10%，可使高收入国家烟草消费下降 4%，中低收入国家烟草消费下降 8%。烟草价格上涨 70%，可预防 1/4 烟草相关死亡。

根据《烟草控制框架公约》的相关规定，缔约国家和地区应该有计划地发展和修订国内法律，促进现有法律的有效执行。投入资源和人力，分析国内立法和公约的差距，并按照《公约》的要求，制订切实可行的计划，尽快出台烟草控制的相关法律法规，并使之有效的执行。

虽然 FCTC 已成为我国控烟的基本依据，且我国在民事及商业领域中存在着国际条约优先于国内法的一般原则，但这并不意味着国际条约的地位一定高于或者优于国内的法律法规。宪法作为国家的根本大法，理应作为对外缔结国际条约的基础，我国缔结与参加的任何国际条约都不得与其相冲突。并且，FCTC 是以中华人民共和国名义签订的，其是由全国人大常委会决定批准与废止的条约，因而其法律效力应是低于宪法（由全国人大制定或修改）的。

20 世纪 80 年代以来，国家先后在《中华人民共和国消防法》《中华人民共和国烟草专卖法》《公共场所卫生管理条例》《中华人民共和国未成年人保护法》等法规中规定控制吸烟的内容。具体如下：1987 年 4 月 1 日通过的《公共场所卫生管理条例》第二条将公共场所划分为七大类 28 项。具体是指：①宾馆、饭馆、旅店、招待所、车马店、咖啡馆、酒吧、茶座；②公共浴室、理发店、美容店；③影剧院、录像厅（室）、游艺厅（室）、舞厅、音乐厅；④体育场（馆）、游泳场（馆）、公园；⑤展览馆、博物馆、美术馆、图书馆；⑥商场（店）、书店；⑦候诊室、候车(机、船)室、公共交通工具。

1991 年 9 月 4 日通过,2006 年 12 月 29 日修订的《中华人民共和国未成年人保护法》第十一条规定:父母或者其他监护人应当关注未成年人的生理、心理状况和行为习惯,以健康的思想、良好的品行和适当的方法教育和影响未成年人,引导未成年人进行有益身心健康的活动,预防和制止未成年人吸烟、酗酒、流浪、沉迷网络以及赌博、吸毒、卖淫等行为。1998 年 4 月 29 日通过,2008 年 10 月 28 日新修订的《中华人民共和国消防法》规定:在有火灾危险场所吸烟,可处警告或 500 元以下罚款,情节严重者可处 5 天以下拘留。

然而,以上全国性法律并非专为控烟设置的重大法律,如《中华人民共和国烟草专卖法》立法宗旨为提高烟草制品质量,维护消费者利益,保证国家财政收入;《公共场所卫生管理条例》立法宗旨为"创造良好的公共场所卫生条件,预防疾病";《中华人民共和国消防法》提及控烟处为第二十一条:禁止在具有火灾、爆炸危险的场所吸烟、使用明火。因此以上法律对于在全国范围内实施禁烟仍有相当局限性,"重量级"的全国性法律尚未出台。

目前尚在制定中的全国性法律有:

《公共场所控制吸烟条例》。2015 年 9 月国务院办公厅印发《国务院 2015 年立法工作计划》,《公共场所控制吸烟条例》位列其中。此前,国务院法制办已将由卫计委起草的《公共场所控制吸烟条例(送审稿)》及起草说明全文公布,并于 2014 年 11 月 24 日至 12 月 23 日公开征求社会各界的意见和建议。根据该送审稿,国内未来所有室内公共场所一律禁止吸烟,且体育馆、健身场馆的室外观众座席、赛场区域,公共交通工具的室外等候区域等全面禁烟。同时,以未成年人为主要活动人群的公共场所的室外区域,高等学校的室外教学区域,妇幼保健机构、儿童医院、妇产医院的室外区域全面禁止吸烟。该送审稿指出,凡是没有设立吸烟点的公共场所室外区域,均属于全面禁止吸烟的场所。除对公共场所吸烟进行严格限定外,该送审稿还特别要求,烟草制品生产者应在包装上印有文字和图形警示,且图形警示面积不得小于包装面积的一半。

《慈善法》。在《慈善法(草案)》的酝酿过程中,涉及烟草捐赠赞助条款引起了广泛讨论,各方面都充分表达了各自的立场及建议。经过充分酝酿和沟通交流,目前《慈善法》已在十二届全国人大四次会议上表决通过,并于2016年9月1日起施行。《慈善法(草案)》中关于烟草捐赠的内容为"任何组织和个人不得利用慈善捐赠,宣传烟草制品及其生产者、销售者等法律法规禁止宣传的事项"。第二次审议修改稿为:"任何组织和个人不得利用慈善捐赠,以任何方式宣传烟草制品及其生产者、销售者以及法律法规禁止宣传的其他产品和事项。"最终涉及烟草捐赠赞助的内容确定为:"任何组织和个人不得利用慈善捐赠违反法律规定宣传烟草制品,不得利用慈善捐赠以任何方式宣传法律禁止宣传的产品和事项。"

互联网广告监督管理暂行办法。在国家工商总局发布的《互联网广告监督管理暂行办法(征求意见稿)》第十八条中明确规定:"禁止利用互联网发布处方药、烟草的广告。各类网站不得采用任何形式链接处方药生产销售企业、烟草生产销售企业自有网站、网页,搜索引擎网站不得为此类网站、网页提供付费搜索广告服务。"

总体而言,控烟受困国家层面立法有相应缺失。目前我国在禁烟方面的立法主要是地方性法规和地方政府规章,如南昌《控制二手烟草烟雾危害条例》以及深圳特区《控制吸烟条例》,以及2015年号称"最上最严"的《北京市控制吸烟条例》等,这些都属地方性法规,从立法及实施而言尚需要进一步完善。

媒体优秀控烟作品评选是中国烟草控制大众传播活动的重要策略之一。2015年,参加优秀控烟作品评选活动的总量达11 084部,控烟作品范围越来越广,内容从单纯的烟草危害扩展到控烟立法、公共场所禁烟、烟草广告、烟盒包装警示等,报道频率不断增加,深度报道、新闻专题的比重不断上升。截至 2017 年,由中国健康教育中心承办的中国烟草控制大众传播活动已经持续了 9 年,通过组织系列活动,形成了强大的传播合力,在推进公共政策、引导公众舆论等方面发挥了一定积极作用。

三、控烟工作的现状

中国每天有超过 3 000 人死于吸烟导致的相关疾病,相当于坠毁十架大型飞机。有一半的长期吸烟者是死于吸烟导致的相关疾病,这些死亡大部分是心脏病、慢性肺病及癌症。当有一个人死于烟草使用疾病时,另 20 个人将继续忍受至少一种严重烟草相关疾病带来的痛苦。

我国于 2003 年 11 月 10 日正式签署《烟草控制框架公约》(FCTC),并于第十届全国人大常委会第十七次会议正式批准后,于 2006 年 1 月起生效。综合各方面意见,FCTC 规定对于没有国内宪法及宪法原则限制的大部分缔约方,加入公约后 5 年后要完成全面禁止烟草广告、促销和赞助的义务。而对于美国和日本等宪法或宪法原则规定不能全面禁止广告、促销、赞助的缔约方,应在加入公约 5 年内逐步限制对烟草的广告、促销和赞助。然而,我国作为主要的烟草生产消费国,从 2004 年起烤烟的产量、增长速度以及卷烟产销量已连续多年居世界第一。

按多数国家惯例,履约 5 年可作为检查公约或一国实施控烟的时间,在 FCTC 生效的 5 年后,有统计表明,不仅全民吸烟率没有下降,"二手烟"的受害者也在年内增加了亿人,在数年前即已出现"中国控烟五年基本宣告失败,世界卫生组织称影响国际竞争力"的论断,如此的评断不禁令人失望。而 WHO 2011 年公示的各国对 FCTC 的履约工作排名,我国位列全球倒数第二。

但我们在研究控烟时简单地将控烟效果不理想归咎于"中国不是一个法制社会,即使有法律,也不能很好地执法"。我国虽然仍在为建设民主法制社会而努力,但已位列世界中等偏上经济国家,且国家法制建设也处于相对完善水平,且政府效率位列全球前列,并不能用"法律难以实施"一句话简单概括。除法律层面,仍需要从经济与文化角度对现状进行分析。

上述《国家烟草专卖法》的法律条文中提到了部分控烟的内容,"国家和社会加强吸烟危害健康的宣传教育,禁止或者限制在公共交通工具和公共场所吸烟,劝阻青少年吸烟,禁止中小学生吸烟"。法律条文有部分控烟的内容。但由于其立法宗旨为"实行烟草专卖管理,有计划地组织烟草专卖品的生产和经营,提高烟草制品质量,维护消费者利益,保证国家财政收入"。虽然在法学及经济学界被认为是一项控烟法律,但该法律虽然涉及控烟,但从实际角度而言,应理解为一项重要的经济法律,且从法律影响而言,该法律是我国烟草经济的根本法律,且影响着一个总资产上万亿的产业。理解我国控烟工作现状,首先需理解烟草行业,尤其是烟草专卖制度本身。

在中国古代,出于对国家安全或国计民生的考虑,专卖制度的范围主要集中在铁、食盐和煤炭等行业之中。汉昭帝时期,则通过专门的盐铁会议,整理出《盐铁论》一书,对盐铁的国家垄断进行了系统的规制。大多将国家垄断经营这一模式以不同的形式继承了下来,其内容不尽相同,但本质却都是由国家对这些行业的生产、经营、销售进行严格的控制。新中国成立后,钢铁作为大规模资金密集型产业成为我国工业发展的命脉,盐价则完全降至历史盐价最低,远不足以像古代影响人民生活质量,但烟草专卖制度即为国家专卖制度的延续。

改革开放以前,中国烟草生产主要是靠省和地方政府进行分散管理。这使得烟叶生产和卷烟制造都由地方政府控制并且每个地方针对烟草生产制订各自的计划。由于烟草行业带来的高额税收,各地方政府盲目鼓励烟草种植和生产,从而造成了烟草业的畸形发展,小烟厂大量增多,计划外烟厂达到300多家,而且多数为县或县以下社、队开办,结果造成了大量的烟草过剩,卷烟质量下降,产销严重失调。早在 1979 年开始控烟工作以前,中央即着手研究烟草管理体制的改革问题。1983 年 9 月 23 日,国务院颁布《烟草专卖条例》,11 月 1 日起在全国实施。1984 年 1 月,国家烟草专卖局经国务院批准正式成立,对烟草专卖进行全面行政管理,标志着我国烟草专卖制度的正式确立。

因此从历史背景而言,早在各国医学及国家层面尚未明确承认烟草对健康的危害前,烟草行业即已成为我国庞大产业,而且在国家大规模重视控制工作并制定法规前,烟草专卖制度即已成为我国一项重要经济制度。从世界范围来看,很多国家和地区都采取了政府管制的手段对烟草行业进行管制,形式上没有实行烟草专卖的国家,其税法以及其他限制性制度对烟草行业的规定也很苛刻。

而烟草专卖制度作为商品专卖制度的一种,其国家计划管理色彩浓郁,宏观调控力度显著的总体特征使之区别于其他行业且独具特色。也只有清醒地认识到这一点,才能在之后的控烟研究中更具有针对性和客观性。

目前全国生产经营烟草的 2 000 多家工商企业基本上都是国有企业,其中卷烟工业国有资产比重高达 95.6% ,从政府角度来讲,必须确保国有资产保值增值。全国从事与烟草行业生产经营销售有关的人口数量超过 2 000 万,烟草行业是很多地区的主要经济收入来源。对国有企业而言,政府是双重角色,一方面控制着国有企业的所有权,另一方面是各种行政资源的拥有者。

以下文字摘自"中国烟草总公司"官网:中国烟草总公司烟草行业"人、财、物、产、供、销、内、外、贸"进行集中统一管理。1981 年 5 月,国务院决定对烟草实行国家专营;1982 年成立中国烟草总公司;1983 年国务院发布《烟草专卖条例》;1984 年设立国家烟草专卖局,与中国烟草总公司一套机构、两块牌子。目前,全国烟草行业职工总数 55 万人;设有直属机构 58 个;地市级局

(公司)446个,县级局(营销部)2 283个;卷烟工业企业和烟机制造企业105个,烟叶复烤企业56个,其他单位和企业140个。2015年年末行业资产总额17 111.3亿元,所有者权益14 651.4亿元。自1982年中国烟草总公司成立到2015年年底,烟草行业累计为国家积累资金达88 930亿元。

原则上讲,中国烟草总公司(CNTC)和国家烟草专卖局(STMA)是两个独立的个体,前者主要是管理烟草的生产和配送,后者是对烟草业进行规范。然而这两个机构是"一个机构,两块牌子",在同一栋大楼里办公,一同履行其法定职责。而这种机构设置也延伸到了全国各地方行政区。这种体制曾经对于建立烟草专卖制度和国家垄断经营起到了积极的作用,然而,在市场经济的环境之下,政企不分的体制带来的诸多弊端从根本上是不符合市场经济原则的。此外,许多国家虽然实行烟草专卖制度,但烟草生产企业并不属于国家,而我国政企不分从经济学角度而言,由于庞大的卷烟产业同样属于国家,国家无法简单通过提高税率等方式限制烟草生产,进一步增加限制该行业,也即控烟的成本。

从吸烟文化现状而言,男性受"吸烟文化"影响巨大;女性吸烟越来越被社会接受;反对吸烟的比例较低;只有少数中国烟民有意愿戒烟;对烟草产生的危害不能全面认识,而且有关烟草的错误观念大范围存在;对烟害知识的了解比较片面。中学生对烟草危害的认识比较模糊,虽然绝大部分的学生都表明自己对吸烟有害健康这一常识比较了解,但还有一部分学生由于处于青春期,自我意识越发强烈,表现自我的欲望越发凸显。为标新立异,盲目模仿吸烟者,不少学生也加入到烟民的队列中。同时,他们总说自己吸烟是因为学习压力大、心理压力大等,以此作为吸烟的理由。对青少年学生吸烟的控制,烟害知识的普及需要家长和社会共同行动,杜绝烟民"后续部队"的发展。朋友同学聚会时,高校学生开始将经验作为社交礼节,而不少人在这时候接受了他人的经验,开始了初次吸烟。敬烟,作为人际交往、社交礼仪的一种手段,已经成为一种被大学生普遍接受的社会现象,并受其影响开始学习和靠拢。大学生的控烟知识并不薄弱,但周围人群、社会环境的"吸烟文化",很容易影响大学生的观念和行为。姜垣等人在《中国健康教育》2004 年 9 期上发表文章《我国六城市社区居民戒烟服务需求现状》:烟民戒烟失败的原因很多,最重要的原因是受到了周围烟民的影响,以及自身对戒烟缺乏信心和意志力。因而如何促进烟民成功戒烟,提高戒烟比率,降低复吸率,对控烟工作的有效开展十分重要。

控烟及烟草企业在传播学角度而言,双方均在事实上影响大众传媒的报道,并对吸烟与戒烟的集体潜意识产生影响。而集体与个体潜意识影响力的争夺,也是控烟工作评价的一部分。

对于青少年是否开始吸烟的宣传而言,控烟宣传主要体现在电视屏幕的"吸烟有害健康"一系列公益广告中。而吸烟文化,则以各种各样的方式对青少年进行渗透。中国优秀男明星如周润发、古天乐、陈建斌、刘德华的众多脍炙人口的影视作品中,吸烟均成为其男性魅力的表现。此外,有关共和国的缔造者毛主席及邓小平同志的大量影视作品均出现其深度思考时吸烟展现魅力的形象。相反,蒋介石则是众所周知的不吸烟者,从领导人层面而言,提倡吸烟的文化仍远较控烟者强盛。当然,近来出现的韩流以及王力宏、周杰伦等阳光偶像兴起有助于提高控烟文化的影响力。但从长远来看,仍然需要时间。

从对吸烟人群的大众传媒文化而言,人们在过年时感受到的吸烟文化更为明显。每遇佳节亲朋好友聚会时,成年人,尤其是四五十岁的男性长辈仍存在着互相分享卷烟的习惯。首先,"软中华""熊猫""利群"等品牌仍然是身份的象征。其次,利群及白沙等卷烟品牌从广告宣传的角度而言较前大为进化,表现为一系列富有诗意且传承一定中华艺术韵味的广告,且只出现品牌,而不再显性出现卷烟的镜头。而卷烟的包装,在现代设计下,其外观较 10

年前比不仅未出现如同黑肺及肿瘤等已在国外证实有效的硬性包装规定,且精美程度较前有较大进步,且"吸烟有害健康"的文字提醒即使低度近视,不戴眼镜仍不容易看到。从传播学及心理学角度而言,这些广告不论是出现的次数及时间均大幅领先于控烟宣传。

在工作之余新认识的朋友,如对方为吸烟者,都会在吸烟时问一句:你吸烟吗? 同样预示着控制工作的现状极其不尽如人意。

总体而言,除法律层面外,从经济学及文化角度而言,控烟工作仍处于极不乐观的状态。

四、国家层面新对策的研究

他山之石,可以攻玉。在日益全球化的今天,正如 FCTC 并非完全源自我国,而是源自于 WHO。除我国以外,《烟草控制框架公约》表明了全球大多数国家进行烟草控制的政治意愿,同样是世界范围内法律及政治的理论基础。因此,在讨论国家层面的对策时,将控烟工作做得相对成功的主要经济体作简要分析与介绍是避免闭门造车所必须经历的一个过程。

美国控烟制度概述:为保护被动吸烟者健康权利,防止受到"二手烟"危害,美国有四十六个州制定了专门的公共场所控烟立法,规定了控制吸烟,不允许吸烟或禁止吸烟;80% 以上的州施行了政府部门在办公区域限制吸烟;对餐饮场所进行了限制吸烟规定的有 30 个州,其中有两个州实施禁止在餐饮场所吸烟规定,加利福尼亚州要求餐饮场所无烟或要求吸烟区独立通风,只有少部分州对违法的餐饮场所和吸烟者个人实施处罚。在私人工作区域限制吸烟的州有 20 个,其中设置指定吸烟区域的州 7 个,且吸烟总人数不得超过50 人,加利福尼亚州规定在私人工作区域禁止吸烟。10 个州有对于违反规定的办公场所和吸烟者本人的处罚措施。幼儿园等儿童教育场所做出了限制吸烟的规定,其中又可以分为两类:家庭式的日托幼儿园规定限制吸烟的有

11 个州,对医院进行限制吸烟规定的州有 43 个,对巴士、地铁等公共交通工具有选择地限制吸烟的州占 80% ,对购物中心、商场做出限制吸烟规定的州超过美国州总数的一半,接近 50% 的州对运动竞技场所的封闭区域做了限制吸烟的规定。美国全部的州规定严禁向未成年人出售烟草制品。所有州以及华盛顿特区规定未成年人购买、持有和使用烟草制品是违法的。美国所有的州规定了对烟草行业征收卷烟税,并且大部分的州近年来卷烟税的税率都有提高。通过上文的描述我们可以知道,美国烟草控制的主要制度保障在于各州的控烟立法。数据显示,各州的控烟制度的施行不仅使吸烟率、二手烟暴露率和死亡率有了明显的降低,对拯救吸烟者和保护被动吸烟者健康也发挥了巨大作用。

欧盟控烟制度概述:欧盟成员国及欧洲其他国家为《烟草控制框架公约》的顺利通过贡献了很大力量,欧盟的许多成员国过去与我国目前的烟草体制相似,曾实行烟草专卖制度。早在《烟草控制框架公约》之前,欧盟就开始着手建立专门统一的烟草市场,并出台了限制欧盟烟草行业的法律法规。《烟草控制框架公约》生效后,欧盟成员国和欧洲的其他国家立法限制烟草行业的动作更加频繁。

2004 年 3 月,爱尔兰是世界上第一个通过立法规定无烟工作场所的欧盟成员国。禁止吸烟的场所涵盖了餐厅、酒吧和宾馆等。英国政府在 2007 年 7 月 1 日起开始实施了新的禁烟规定,英格兰的所有室内场所禁止吸烟,英国的医生应对其所发现的吸烟者进行训导谈话,规劝吸烟者早日戒烟。英国的控烟执法人员配备有专门的探测仪器来甄别吸烟,对于违反相关禁烟规定在室内场所或者室外禁止吸烟场所吸烟的,对吸烟区域管理人员可处 200 英镑以下罚款,对吸烟者个人处 200 英镑以下罚款。而德国的禁烟规定是欧洲国家中力度最大的。德国新出台的禁烟法令规定,企业在招录员工时,应当优先考虑无吸烟嗜好的求职者,对于吸烟者有权拒绝录用。意大利对于在公共场所违反规定吸烟的处罚力度更大,2005 年意大利组织数千名执法人员进行控烟执法,对于违反规定的吸烟者处以 275 欧元的处罚,对于所在场所的负责人处以 220 欧元的处罚。提高烟草税率是欧盟各国控制烟草流行采用的有效措施,近年来,欧盟各国对烟草行业征税力度不断加大,税率逐年提高。欧盟要求成员国在施行一定期限的各国税率后,最终要统一烟草税率。烟草税率提高对烟草控制的影响主要体现在两方面:一是随着烟草税率的提高,烟草行业的利润空间逐步缩小,迫使一部分烟草行业进行产业转移,从而达到对烟草供应的限制。欧盟及其成员国对于烟草行业广告宣传的限制一直比较严格。1989 年,欧共体就颁布"无疆界电视"指令,规定禁止在电视中播出烟草广告;2003 年 5 月 26 日,欧委会发布 2003/33 号指令,该指令禁止广播、电视、互联网及平面媒体中出现烟草产品广告,同时禁止烟草商赞助各类体育赛事。欧洲有 8 个国家立法规定在所有公共场所禁止吸烟,其他的大部分国家也都有公共场所禁止吸烟的法令,禁烟法令的实施促使烟民消费烟草的形式发生了转变。由于在公共场所卷烟受到了严格的限制,新的烟草产品如鼻烟、湿鼻烟、鼻吸烟和嚼烟开始在市场上出现并受到了烟民的追捧。由于欧盟烟草税率的逐年提高,正常的烟草贸易利润空间逐渐被压缩,而非法烟草贸易市场开始活跃起来。欧盟的一项研究数据显示,卷烟价格提高 25% ,烟草消费量就会降低 10% 。比如,法国先后 3 次大幅上调烟草消费税,2003 年1 月,烟草消费税在原来基础上调 10% ;2003 年 10 月,法国又将 20 种畅销品牌卷烟的消费税提高 18% ~ 20% 不等;2004 年 1 月,法国再一次提高烟草消费税,卷烟的价格涨到了 5 欧元,法国也成为卷烟价格仅次于英国的欧洲国家。与烟草消费税提高相对应的,欧盟对烟草种植业实行财政补贴政策,同时实行烟草价格支持政策。由于烟草烟丝销售价格很低,烟草种植业和烟农的利润很低,因此,每年欧盟将超过 10 亿欧元的财政补贴用于烟草种植业,烟草是欧盟单位面积作物中获得补贴最高的,这也使得欧盟公共农业政策支出占整个欧盟财政支出的2/3。欧盟在降低卷烟有害物质含量方面也做出了巨大努力,欧盟对卷烟的焦油含量、烟碱含量都制定了严格标准,除此之外,欧盟又开始推广施行对卷烟中有害物质最大含量标准的制定,从卷烟的有害物质含量方面来降低烟草制品的危害。欧盟各成员国及欧洲其他国家,在控制烟草方面有可借鉴之处。

日本控制制度概述:早期的日本与中国相似,相当长的一个时期施行烟草国家专卖制度,20世纪80年代,迫于国家压力,也为了迎合美国市场,日本着手对烟草专卖制度进行改革。日本政府先是减低进口烟草制品的关税,打破原有的国内烟草格局,逐步放松了进口烟草制品的限制,后期彻底取消了进口烟草关税,日本烟草市场由原来的专卖体制转变为开放市场,同时对烟草行业施行由政府控制的烟草市场准入等一系列措施来加强日本政府对烟草行业的管理。日本政府虽然将烟草制品的进口关税制度废除,但是为了保证国家财政收入的稳定,日本政府开始征收烟草消费税。征税标准按照烟草制品的价格和产量进行征收。日本政府在对烟草广告、促销和赞助的管理上,非常注重对于妇女儿童的保护。为了保护妇女和未成年人不受烟草广告的诱导,日本相关的法令规定,烟草产品广告不得以女性吸烟的形式出现,不能以针对女性和未成年人作为投放目标。日本政府认为学校作为学生受教育场所,中小学范围内应当全面禁止吸烟,以确保教育场所的未成年人远离烟草危害,日本的很多地方自1995年开始对学校进行禁止吸烟的立法,到目前为止,日本的大部分地方都出台了学校等教育场所禁止吸烟的规定。

此外尚有中国香港、台湾及新加坡等国家和地区控烟较为成功的案例。但与上述地区相比,这些小型经济体除台湾有一定量烟草种植外,香港与新加坡只存在烟草进出口及零售的商业行为,因此控烟只需关注烟草税及公共场所执法即可起到巨大的成效。而我国大陆如果仅以文化与地缘相近的我国香港地区及新加坡作为借鉴对象,将会事倍功半。

分析以上三个经济体的控制经验,我们发现,欧洲与日本均高度依赖市场这一调节工具。尤其日本原本与我国有着相近的烟草专卖制度,其控烟经济尤其值得我国控制机构与学者注意。任何改革均不可能在忽略主体的情况下顺利进行。同样,国家层面设计也应充分考虑到现存的烟草行业制度。

此处分为三个部分阐述国家层面进行控烟制度设计:

(一)控烟立法

国家卫生和计划生育委员会起草的《公共场所控制吸烟条例(送审稿)》已报送国务院,并被列入国务院预备立法项目,2015 年民间控烟组织明显加大全国性的研究和调查工作的强度,力图搜集更多我国烟草流行相关数据,并通过多渠道发声,为推动国家层面的公共场所控烟立法提供更多的信息支撑。

2015 年 8 月,《2013—2014 中国部分城市成人烟草调查报告》公开发布。该报告是由美国疾病控制预防中心(CDC)、国际防痨和肺部疾病联合会以及艾默瑞大学提供资金支持,中国疾病预防控制中心在北京、天津等 14 个城市开展烟草流行调查的基础上形成的。该报告建议推动地方和国家层面的全面控烟立法,使无烟公共场所成为社会常态;完善戒烟服务体系,提高烟草制品价格等。

2015 年 10 月,世界卫生组织、国际烟草控制政策评估项目(ITC 项目)和中国疾病预防控制中心联合发布了《中国无烟政策——效果评估及政策建议》。根据其调查,中国无烟政策获得了相对高的群众包括吸烟者支持:在每个调查城市,接近或超过一半吸烟者支持室内工作场所全面禁烟,1/3 以上的吸烟者支持餐厅完全禁烟。该报告称其研究证明"中国迫切需要全国性无烟立法",建议尽快通过并实施《公共场所控制吸烟条例(送审稿)》。

2015 年 12 月,中国疾病预防控制中心发布了《2015 中国成人烟草调查报告》。报告建议尽快通过国家级全面无烟法规；进一步提高卷烟税率，降低烟草消费；强化控烟宣传，力推图形警示上烟包；落实新《广告法》、完善《慈善法》，全面禁止烟草广告、促销和赞助；加强戒烟服务网络建设，提高戒烟能力等。

以上为法律层面设计，但从法律层面而言，上述法律虽然已经较为完善，但即使在数年后立法完成，通过上述法律也难以起到满意的控烟成效。

以"史上最严"的《北京市控制吸烟条例》为例，首先在于法律的执法难度。控烟执法之所以困难并不在于烟草的危害巨大，而恰好在于烟草的危害不如消防与交通隐患一样产生直观的生命危害，其危害如温水煮青蛙，对于尚未患肺癌或肺气肿的吸烟者及被动吸烟者往往危害并不那么明显。因此在公共场所，被动吸烟者难以像对待插队者或闯红灯者一样直斥其不文明行为。此外，我国无法像香港或新加坡一样建立比当前庞大数倍的执法队伍。通过宣传及治安条例级的法律执行强度，参考闯红灯的禁止难度即可发现，较为困难。因此，控烟法律虽然是国家层面控烟制度设计的基石，仍然难以通过在公共场所宣传与执法起到控烟成效。而且过多的宣传标语同样难以起到宣传作用，反而由于可能干扰非吸烟者的生活，减少非吸烟者的配合。

此外，《北京市控制吸烟条例》中"禁止从事下列行为：利用广播、电影、电视、报纸、期刊、图书、音像制品、电子出版物、移动通信、互联网等大众传播媒介发布或者变相发布烟草广告"。条文规定从执法角度而言，也必然流于形式。首先并未建立专业的执法机构对大众传播进行审查，其次，《北京市控制吸烟条例》的法律发布主体地位导致该条款法律地位并不高于宪法中的言论自由及烟草专卖法。因此禁烟令对于大众传媒的规定并不能起到有效禁止广播电视的作用。

但控烟法律层面尽可能地完善确实有部分的控烟效果，并为从市场及文化制度层面的设计打下基础。

（二）市场调控

依据欧洲与日本的经验，首先上述地区存在开放性烟草市场。经调查，从市场角度而言，上述开放市场对控烟的成效极为有限。我国在 20 世纪 90 年代，也曾经流行进口烟草，如万宝路及 555 品牌较为流行。当时我国烟草包装概念较为落后，进口烟草即已与国产烟草价格相当。而近年来，我国大多数流行烟草品牌如利群及白沙等价格均已高于上述品牌，因此，不论是开放市场还是提高进口烟草关税均已丧失最佳时机。未来，进口烟草除古巴雪茄等国内无替代产品，国外卷烟品牌将无法与国内烟草品牌竞争。

其次，欧盟相关卫生机构研究发现，卷烟价格提高 25%，烟草消费量就会降低 10%。该研究可作为全球性市场调控的理论基础。提高烟草价格虽无法使吸烟者戒烟，但日常卷烟的价格提高势必影响一部分吸烟者的经济账，或使部分 1 天吸 1 包烟以上者变成只吸 1 包，日吸 2 包者变为 1 包半，从而减少吸烟者的吸入量。

再次，欧盟采取的广告禁令值得采纳，但目前单纯从制定禁烟法令角度难以禁止。如上所举"一品黄山，天高云淡""杭州利群，永远利群""鹤舞白沙，我心飞翔"等电视媒体广告投放，上述品牌所制定广告已高度发达，用语上连香烟的照片都不再出现，理念设计在国内商品经济领域已居于领先地位。从传播学及广告角度而言，极为成熟与成功，控烟的宣传和公益广告制作水准与广告投放强度与之相比已全面落后。而我国在建设有中国特色市场经济的过程中，从立法层面打击香烟广告从法律学角度而言已不可行。因此，市场调节层面，我们首先应当承认，经过 10 余年的控烟宣传，公益与禁烟广告在达到科普的目的后，在目前阶段，广告宣传工作已经失败。

我们再次对《烟草专卖法》进行研究，其第一条开宗明义：实行烟草专卖管理，有计划地组织烟草专卖品的生产和经营，提高烟草制品质量，维护消费者利益,保证国家财政收入,制定本法。

对于绝大多数烟草消费者健康而言,其最高利益即是戒烟,因此"维护消费者利益"并不成立。

2015 中国企业 500 强名单中,烟草行业 8 家企业入围。在对中国烟草官网文件及中国知网等数据库搜索中均发现有"促进烟草行业发展"等字眼。烟草行业作为我国一项重要产业,在民营企业占据半壁江山的今天,仍占有 8 个席位。无论从推广香烟还是维护其行业基本利益而言,均已与控烟工作相违背。早在 2003 年,烟草行业即已开展了大量 FCTC 对烟草行业影响的研究,并极早进行制度与经营上的调整,因而能在 FCTC 生效后仍连续多年持续产量及销量增长。从烟草的产销量判断,多年来卫生及公益领域的控烟努力也可宣告失败。从市场解决控烟问题,其重要性及有效性均远远大于控烟法律的制定与实施。

作为社会主义国家,我们应当回到马克思理论中生产力与生产关系的原理中寻找控烟的有效措施。

首先,控烟的立法者及实施者尚未意识到烟草行业的经营与利益问题。早在 20 世纪 90 年代初,我国著名企业家褚时健即以将红塔集团发展为数百亿大产业而闻名。如今,红塔、利群、上海烟草等企业均已位列全国 500 强,因此无论对于提高利税还是广告法均有相应的解决方案,且就广告及商业模式而言,烟草企业为推广市场可投入的资金,8 大烟草企业中任何一家即可达到全社会戒烟控烟人员的总和甚至数倍。

其次,烟草企业的商业网络通常与省域市场积极相关,企业所在地的省市出于经济发展考虑均可能大力支持其企业发展。

因此,国家层面对市场进行设计,以往建议除提高价格与限制广告外忽略了烟草从业人员的积极性问题。

市场调节的主要目的,在于降低烟草从业人员的积极性,并降低烟草行业的经济价值。而烟草税的改革应作为控烟制度法规研究的首重。

我国的税收制度分为：国家税中有所得税、法人税、继承税等直接税和消费税、酒税、关税等间接税。地方税中有居民税、固定资产税等直接税和烟草税、餐厅消费（特别地方）税等间接税。烟草行业税收归地方，即是烟草企业不断发展的制度基础。

因此在经济层面上呼吁国家进行制度改革，是比制定控烟法律制度更重要的举措。

增加烟草销售税率。依据欧盟研究经验，卷烟价格提高 25%，烟草消费量就会降低 10%。有业内人士推算，如果卷烟消费税提高两倍，那么卷烟零售价格相应的可提高约 1 倍，从而使卷烟消费至少降低 30%。从国家税务角度而言，增加税率是提高卷烟价格最直接的办法。对广大消费中低档烟的吸烟者而言，增高的价格可能使其日吸 20 支减至日吸 15 支，从而下调卷烟消费量。

改革烟草税收税权。对各经济体进行研究发现，烟草税的流向对于烟草企业的发展起到至关重要的作用。在一些发达国家中，市场越大的国家，当烟草税主要收归联邦或国有时，其控烟工作更有成效。在现代市场经济国家中，烟草虽然属于市场经济，但需开展控烟工作时，烟草行业则应作为特殊行业对待。在我国，烟草生产企业首先要缴纳 25% ~ 45% 不等的消费税（属国税）。此外要缴纳增值税（适用 17% 的税率，实际征收率 5% ~ 8% 不等）（属国税），有盈利要按照所得额缴纳 25% 的企业所得税（属地税）。由此推测，比烟草税税率更为重要的是烟草税的收税权。作为一项特殊的行业，各地烟草企业利润不断增加的基础在于地方对烟草企业的支持。由于烟草是高利润行业，且地方政府具有一定的行政权，地方政府通常可能采取对烟草企业的优惠政策，并且在当地传媒对隐性烟草广告也采取支持态度，导致省市电视台烟草企业广告泛滥。将烟草税中烟草企业的企业所得税及其他属地税征收完全收归国税,可从制度上大为改变烟草企业对所在地的经济价值,从而减少当地政府对烟草企业的支持力度。因此,将烟草税完全收归国税,其有效性可能远强于增加税率及控烟宣传等手段。

削减烟草生产相关科研经费。在一个包含工农商业的行业门类中,科研是其不断发展的原动力。对于烟草行业同样如此,长期以来,我们接受烟草企业的广告时常常听到类似的表达:金圣香烟加入特殊研制的金圣香,使其口感变得更加绵柔,并获得××科技进步奖。烟草行业在广告中添加此类的宣传语会对控烟工作产生巨大干扰。首先,吸烟者可能因为宣传的低毒性而放弃戒烟控烟努力,从心理上干扰戒烟者的意志。其次,烟草企业在使用这些宝贵的科研经费时,使其他有利于国计民生领域的经费缩减,不利于社会的发展。在烟草企业内部开展的科研可能难以干扰。但在广大农学院中也出现类似烟叶种植的改进,烟叶增产新品种之类的科研,则在烟草生产的上游助长了烟叶的增产。因此从制度上隔绝"烟草科学家"从国家层面及省部级层面获得荣誉,并审查烟草行业外有助于增加烟草产量降低成本的科研工作相当必要。试想,烟草在 20 世纪 60 年代即已被明确揭示对人体产生重大危害,已获得社会及科学界,尤其是医学界广泛认可。其他诸如医学、航天、材料、环保等领域的科学家如何认同修饰烟草行业,增加烟草行业利润的"科学家"。

推动烟草替代种植业。作为一种需求广泛的刚性成瘾物,控制烟草消费,必须控制其上游产量。因此需关注烟草种植业。参考金三角禁罂粟的经验。任何控烟国家均不可能一刀切地禁止烟草种植,否则可能出现大量走私、黑帮及当地失业等问题。因此逐步推行烟草替代种植农业也是控烟工作中的重要一环。目前,烟叶的全球生产量已经超过全球实际消耗量,从而导致全球烟叶市场的过度供给。其次,我国自国家烟草专卖局推出工商分离的烟草业改革措施后,烟草工业企业和烟草商业企业已基本实现了分开经营、自负盈亏,这种工商分离的经营模式无疑增强了烟草行业内部的竞争因素,工业企业和商业企业都将面临更加复杂的外部市场环境,烟草市场化程度进一步加强。上述点均有利于烟草替代物的种植。此外,各地方对于烟农的补贴,不仅不利于国内外控烟的大势,由于长远烟草种植利润的下降,当前的补贴也无异于饮鸩解渴。因此对于烟农,首先不应提倡烟草补贴。而结合烟草税收的征收权,将烟草税完全收归国税的措施如果可行,也直接从市场层面打击了地方补贴烟草种植的积极性。而发展替代农业,可不必急于求成,需在削减产量的同时,各地研究发展适合地方特色的农业路线,而不宜官方推广单纯作物。如从产业结构来看,烤烟、水稻、棉花、桑蚕茧的无机能投入比重过大,其原因在于烤烟生产过程中烘烤需要消耗较多的燃料,而水稻、棉花、桑蚕茧的生产过程中大机械或用具投入较多,从而形成产业结构的偏移。从能量产投比角度分析,与烤烟比较,黄瓜、豆角等蔬菜类作物的产投比较低,产业效益相对较差;与晾晒烟比较,水稻、玉米、大豆、花生、甘蔗、棉花、马铃薯、辣椒、桑蚕茧、柑橘的产投比均较高,表明这些作物具有更好的产业效益。

烟草企业转型。随着反吸烟呼声的不断高涨,各大跨国烟草公司纷纷采取多元化经营策略,涉足食品、造纸、印刷、制造、旅游、酒店、房地产等领域。中国烟草行业的多元化经营已取得可喜成就,按照与行业的关联度可分为三大类:一是与主业相关联的上下游企业;二是后勤服务类的社会化;三是非关联多元化企业。因此,中国烟草行业的多元化经营应与中国烟草种植替代有机地结合起来,合理布局多元化经营项目,积极为替代烟区地方政府的替代财源建设做贡献。如红塔山集团从事服务业、石化业及建筑业,利群从事百货零售业,宁波大红鹰从事物流业等,均可作为烟草企业转型的典型。国家可考虑给予烟草企业中开创非烟草业务并获得成功者相应的经济鼓励。此外,鼓励烟草企业研发如鼻烟、嚼烟及尼古丁贴等具有吸烟作用,但可明显减少对二次吸烟者危害的烟草周边领域,并且鼓励烟草企业转型药物生产与研发,均有助于从长远减少烟草生产。

综上所述,控烟不仅仅是医学界及控烟相关组织的责任,国内的控烟事业和世界范围内的控烟事业一样,不仅仅是医学问题,更是社会学、经济学、法律学及以文化问题。在公共场合的吸烟行为,如果简单归咎于道德问题及伦理问题,将无助于控制工作的开展。而将问题归咎于我国相关法律建设不全或者执法不严,仅仅能起到发泄情绪的作用。从长远来看,从国家层面进行控制相关制度建设,更需要对烟草行业的生产现状进行考量,以达到从法律、道义、文化及经济层面推动控烟事业的发展。

参考文献

[1] Shafey, Omar, Suzanne Dolwick, and G. Emmanuel Guindon, eds. Tobacco Control Country Profiles, Atlanta: American Cancer Society, Inc. 2003.

[2] World Health Organization (WHO). Report on the Global Tobacco Epidemic, 2008, The MPOWER Package, Geneva: WHO,2008.

[3] WHO Framework Convention on Tobacco Control. WH Organization. J Public Health Policy. 2005.

[4] Mathers CD. Projections of global mortality and burden of disease from 2002 to 2030[J]. PLos Medicine, 2006, 3(11):442.

[5] Smoking Prevalence and Cigarette Consumption in 187 Countries,1980 – 2012.

[6] The Report of the Surgeon General:Smoking and Health.

[7] 卫生部履行《烟草控制框架公约》领导小组办公室:《2008 年中国控制吸烟报告》,2009.

[8] 黄继坤. 中国烟草专卖制度研究——基于制度经济学的分析视角[D]. 吉林:吉林大学,2010.

[9] 赵百东.《烟草控制框架公约》研究 I 主要内容、对烟草业的影响和需采取的措施. 中国烟草学报,2003(4):25-28.

[10] 世界卫生组织.2008 年世界卫生组织全球烟草流行报告:健康与活力[R].世界卫生组织,2009.

[11] 段宁东.《烟草控制框架公约》履约动态及其对烟草发展的影响[J].中国烟草学报,2008(2):14-17.

[12] 韩玮.中国式控烟僵局未解:烟草业干扰控烟界阻击[D].协商论坛,2012(6):38-40.

[13] 郑婷婷.我国烟草消费税控烟效应研究[D].成都:西南财经大学,2013.

[14] 艾华,张延辉.控烟视角下我国烟草消费税税制改革再探讨[J].财政经济评论,2015(1):82-93.

[15] 李鹏飞.我国地方控烟制度比较分析[D].广州华南理工大学,2013.

[16] 郭航远,胡大一.中国医师控烟手册.2014-03.

[17] 王熠珏.关于我国控烟形势的法学省思[J].昆明学院学报,2016,38(1):79-83.

[18] 张小乐.2015 年中国控烟履约进展报告.东方烟草报.2016 年 05 月 05 日.

[19] 陈无风,洪延青.我国控烟立法的困境及其消解[J].清华法律评论,2012(1).

[20] 中国烟草总公司:中国烟草概况,2016.

[21] 曾薇.论我国烟草专卖制度[D].长沙:湖南大学,2006.

[22] 张肖华.我国烟草专卖制度改革与法律规制研究[D].北京:中国政法大学,2007.

[23] 汤奕.长沙都市类报媒控烟报道研究[D].长沙:湖南大学,2012.

[24] 李鹏飞.我国地方控烟制度比较分析[J].广州:华南理工大学,2013.

[25] 王伟.烟草专卖与烟草控制的关系[J].理论视野,2012(10):40-42.

[26] 郑朝军,王频,等.439 家公共场所禁烟情况监督检查结果分析[J].职业卫生与应急救援,2006,24(3):147-148.

[27] 刘淼,黄雪梅,吕筠,等.中国控烟措施有效性评价研究的系统综述[J].中华流行病学杂志,2011,32(1):77-80.

[28] 2015 北京禁烟令.北京市人民代表大会常务委员会.

［29］周清明;周冀衡.中国烟草种植替代预案研究［D］.长沙:湖南农业大学,2010.

［30］刘海燕.中国控烟政策产出乏力的政策网络分析［J］.大连理工大学学报,2013,34
(2):40－45.

［31］赵京国.控烟政策执行困境及出路——基于史密斯执行模型的分析［J］.泰山学院学
报,2012(2):98－101.

第二节

戒烟的综合措施及其新进展

中国是世界上最大的烟草生产国和消费国,吸烟人数已达 3 亿,占世界吸烟人数的四分之一。每年死于烟草相关疾病的人数超过 100 万,超过因艾滋病、结核、交通事故以及自杀死亡人数的总和,同时也是导致恶性肿瘤、慢性阻塞性肺疾病、心脑血管疾病、糖尿病等多种疾病的主要危险因素。如果得不到有效控制,到 2050 年预计将会有 1 亿人发生烟草相关疾病。

我国于 2003 年 11 月 10 日正式签署世界卫生组织《烟草控制框架公约》,特别强调了烟草的控制重在帮助吸烟者戒烟,而戒烟的实质就是最大程度地消除烟草依赖。现已明确界定烟草依赖是一种神经精神疾病,具有慢性高复发性和成瘾性,有心理、社会、生理及环境等多种因素的介入。戒烟是一个痛苦、反复和长期的过程,需要持续进行。实践表明,仅靠吸烟者个人意志戒烟,成功率仅有 5% ~7%。规劝吸烟者戒烟,医生是最佳人选。不仅因为医生是健康形象的代言人,而且直接面对患者,由他们给予有效的咨询指导和药物治疗,可使戒烟成功率提高 2 ~3 倍。

世界卫生组织发布的控烟政策指出:帮助烟草使用者戒烟的干预措施主要有两种:一是咨询指导,包括由医生或其他医务工作者在日常医疗服务中面对面的劝导,以及通过戒烟热线在电话中提供咨询,或者借助社区规划进行咨询服务;二是提供低成本的药物治疗,国内外经验表明,治疗烟草依赖,咨询指导和药物治疗单独使用均有效,联合使用咨询和药物治疗的综合措施效果更优。

一、戒烟干预治疗的模式与措施

烟草依赖的治疗不仅仅需要克服生理上的尼古丁成瘾,更需要花费一定的精力克服心理依赖及行为习惯。有研究表明,虽然有70%以上的吸烟者有戒烟的愿望,但真正进入戒烟行动的比例并不高,进入戒烟门诊寻求帮助的人更少,仅2%左右。因此,除了积极宣传吸烟危害和戒烟益处、为吸烟者提供一个良好的戒烟社会环境外,向戒烟者提供行之有效的戒烟方法和戒烟服务至关重要。

(一)简短戒烟干预

简短戒烟干预是指在日常的诊疗服务过程中,尤其是指平常的寻医问诊中,在患者与医生接触的短短3～5分钟内,医生或护士等医务工作者为吸烟者所提供的专业戒烟建议和帮助。主要理论基础有:戒烟意愿改变模型、5A戒烟干预模型、5R模型、5D戒烟法等。

1. 戒烟意愿改变模型

医生在帮助吸烟者戒烟之前,首先要了解吸烟者对戒烟所处的不同阶段,才能有针对性地提供适当的干预措施。戒烟意愿改变模型根据吸烟者的戒烟意愿,将其改变过程分为5个连续的阶段。

思考前期:吸烟者尚无戒烟动机,在6个月内尚未认真考虑过改变吸烟习惯。

思考期:仍在吸烟,但已有戒烟动机,只是尚未设定戒烟日期。

准备期:决定采取戒烟行动,计划在1个月内停止吸烟。

行动期:已开始戒烟,但不到 6 个月。

维持期:持续成功地不吸烟 6 个月以上。

与此相应,吸烟者戒烟过程通常也会经历 5 个不同的阶段:尚未准备戒烟期、戒烟思考期、戒烟准备期、戒断行动期、戒断维持期。部分吸烟者可能在某两个或几个阶段间进行多次的戒烟循环。并非每一个吸烟者都想戒烟,戒烟意愿改变模型是用于判断吸烟者是否准备戒烟,以及判断吸烟者处于戒烟行为改变哪一阶段的简易模型。

2.5A 戒烟干预模型

帮助吸烟者戒烟的 5A 技能包括:询问(ask)、劝告(advice)、评估(assess)、帮助(assist)和安排随访(arrange)。具体内容是:

(1)询问并记录患者吸烟情况及健康状况。

(2)积极劝说所有吸烟者戒烟并提供有针对性的戒烟建议。

(3)评估每一位吸烟者的戒烟动机与意愿,并根据需要评估烟草依赖程度。

(4)提供戒烟帮助。

(5)戒烟开始后安排随访。

3.5R 模型

对于尚未准备戒烟者,不能强迫他们戒烟,而应向吸烟者强调吸烟与其健康的相关性,定期讨论吸烟的害处与戒烟的益处,反复加强其戒烟动机及重申戒烟建议,即戒烟动机干预"5R"模型。

(1)强调健康相关性(relevance)。

(2)告知吸烟的危害(risk)。

(3)告知戒烟的好处(rewards)。

(4)告知可能遇到的困难和障碍(roadblocks)。

(5)在每次接触中反复重申建议(repetition)。

同时要注意的是,在此过程中要避免争论,鼓励吸烟者今后考虑戒烟,有针对性地提供一些戒烟自助材料,充分利用网络等新兴媒体,扩大其获取戒烟知识的途径。

4.5D 戒烟法

由于烟草的高度成瘾性,吸烟者在戒烟过程中可能遇到困难和障碍,不仅包括各种可能的戒断症状,如紧张、易怒、焦虑、抑郁、失眠、体重增加等,同时也包括一些心理上的障碍,如缺乏信心、同伴压力等,以及社会交往过程中所承受的环境压力。

5D 戒烟法是缓解戒断症状的一种技巧,即向身边所有人宣告(declare)自己戒烟的决心,借此争取他人的支持;然后采取拖延(delay)策略降低烟瘾,延迟吸烟行为;烟瘾难忍时,深呼吸(deep breathing)、饮水(drink water)及改做其他事情(do something else),如嚼口香糖、嗑瓜子、散步等,务求分散注意力,减低心瘾。

(二)戒烟门诊

《烟草控制框架公约》第 14 条及其"实施准则"规定,缔约国政府应采取有效措施以促进戒烟,为烟草依赖者提供广泛可得、可及和可负担的戒烟治疗服务。要求将诊断和治疗烟草依赖、提供戒烟咨询服务纳入国家卫生规划,在医疗卫生机构建立和开展烟草依赖的诊断、咨询、预防和治疗。

戒烟门诊是对吸烟者进行戒烟治疗服务的一种形式,是医疗卫生机构推进社会控烟的一项重要措施。最早的戒烟门诊是 1956 年瑞典心血管医生 Borje Ejrup 在斯德哥尔摩建立的。目前世界上许多国家已相继建立了戒烟门诊,帮助数百万烟民成功戒烟。

戒烟门诊的特点就是医生针对戒烟者的客观需要和实际条件提供个性化的服务和治疗,这样会使针对个人的戒烟方案更具有效性,从而大大提高戒烟成功率。医疗机构也是为广大希望戒烟者提供此项服务的唯一地点。

戒烟门诊会对吸烟者进行评估,包括吸烟情况、成瘾情况和戒烟意愿等,针对个体情况制订个性化戒烟治疗方案,包括处方戒烟药物、进行行为干预、提供戒烟咨询等。之后,医生会对吸烟者进行随访,了解其戒烟情况,帮助其解决戒烟过程中遇到的问题。

(三)戒烟咨询服务

戒烟咨询服务是帮助吸烟者戒烟时的一种行为支持方式,为戒烟者提供方便戒烟的联系方式,同时为吸烟者戒烟过程的随访提供方便。目前采取戒烟咨询服务的方式有:电话戒烟热线、网络戒烟服务等。作为行为干预手段,戒烟咨询服务可以作为一种有效的干预方法予以推荐,是戒烟治疗及药物干预的辅助手段。

1.电话戒烟热线

电话戒烟热线是国内外广为采用的一种有效咨询服务方式,通过各种方式为吸烟者提供多种戒烟服务。干预方式主要包括吸烟者主动拨打戒烟热线咨询和寻求干预服务、戒烟热线(干预者)拨打吸烟者的电话主动进行干预,接受一次面对面戒烟服务后回拨吸烟者的电话进行强化干预、提供简要咨询服务或根据戒烟者需要提供多次电话随访服务等。

我国大陆于 2012 年启动了 12320 卫生热线,提供戒烟热线电话。有研究证实了主动拨打戒烟热线求助和被动接听戒烟热线这两种戒烟服务的有效性,电话戒烟热线为吸烟者提供了一个重要的支持戒烟的途径,为戒烟者提供回拨电话辅导增强了电话戒烟的有效性。

电话戒烟简单易行,服务对象广泛,节省人力物力,特别适合不方便进行面对面戒烟服务的吸烟者。但如果没有持续的电话干预,其戒烟效果将随时间的延长而降低。戒烟热线是支持吸烟者戒烟的重要途径,主动拨打戒烟热线可提高戒烟服务的利用率,强化戒烟成果。

2. 网络戒烟服务

随着信息技术的不断发展,戒烟网络以及微信、微博等网络手段的应用,已为戒烟咨询服务提供了新的平台。有研究表明,基于通信技术的网络戒烟干预优点突出,体现在内容更丰富、分享性强、沟通渠道顺畅和动机效应干预大等特点,能使吸烟者增强戒烟信心、掌握戒烟技巧、减少吸烟量和缓解戒烟压力。因此,基于信息通信技术的个性化、交互式戒烟干预模式,在吸烟人群,特别是青少年人群中进行干预实施的可接受性和满意度较高,具有较强的可行性。

(四)联合戒烟干预

由于吸烟者对烟草的依赖程度各不相同,在戒烟过程中会遇到各种不利因素,单靠一种戒烟方法虽然能起到一定的效果,但不能弥补各自的不足。因此,多种戒烟方法的联合使用被广泛应用。针对不同吸烟者的需求和特点可使用不同的戒烟方法,简短戒烟干预、戒烟门诊、戒烟药物、针灸疗法、各种类型戒烟咨询服务的联合使用能够显著提高戒烟率,防止复吸,其疗效已被大量临床试验所证实。

二、控烟氛围的构建及预防复吸

(一)控烟氛围的构建

为更好地履行《烟草控制框架公约》,世界卫生组织于 2008 年制定了MPOWER 控烟政策,其主要内容是:监测烟草使用和预防政策,保护人们免遭烟草烟雾危害,提供戒烟帮助,警示烟草危害,确保禁止烟草广告、促销和赞助,提高烟税。MPOWER 控烟政策的实施,客观上推进了控烟氛围的构建。

此外,在世界卫生组织 MPOWER 控烟政策的基础上,还应加强在政策、法规、流行文化和时尚层面的正确引导。出台限烟政策,加强法规、政策的执行力度。倡导无烟影视,严格控制影视作品中出现吸烟镜头,不得表现未成年人买烟、吸烟镜头。聘请影视明星做控烟形象代言,在影视作品中多多表现不吸烟是一种文明美,树立正确观念。禁止媒体、公共场所播放烟草广告。建立控烟支持环境,创建无烟学校、无烟医院、无烟单位等无烟环境。开展控烟宣传教育,加强控烟监督检查。控烟政策进课堂,使青少年正确认识烟草带来的健康和社会危害,最大限度地避免青少年对吸烟行为的模仿。在社会层面使大家认识到不吸烟是一种美德,吸烟是一种不文明行为。戒烟不是吸烟者个人的事情,而是需要全社会的共同参与和帮助,共同营造良好的控烟氛围。

(二)复吸的预防

马克·吐温说过:"戒烟是很容易的事,我都戒了几百次了。"可见预防复吸是戒烟过程中非常重要的环节,是戒烟者面临的最大挑战。

我国 18 岁及以上吸烟者中,戒烟率为 1.4%,戒烟成功率为 1%,复吸率为 5.3%。无论男性还是女性,城市各年龄组吸烟者的戒烟率、戒烟成功率及复吸率均高于农村吸烟者。60 岁及以上人群戒烟率、戒烟成功率及复吸率最高,18~45 岁最低。大多数复吸发生在戒烟后不久,尤其在最初 4 周最易出现复吸。吸烟者需要识别可能不利于成功戒烟的因素。常见的易导致复吸的问题及可采取的相应措施有:

1. 缺少支持

可以安排随访,解答关于戒烟症状的问题、药物治疗的不良反应并讨论临床症状。帮助吸烟者寻找其周围存在的支持力量,介绍他们参加可以提供戒烟咨询或支持的组织,如戒烟门诊。

2. 心情不好或忧郁

可以说一些鼓励的话,给予治疗药物,或转诊给戒烟专家。

3. 强烈或持续戒断症状

继续提供戒烟咨询,分析戒烟症状的原因;延长戒烟使用时间或增加(或联合)药物治疗。

4. 体重增加

建议规律活动,强调健康饮食,反对严格节食。使吸烟者确保戒烟后体重增加是正常的,但也是可以自我控制的。采用可延缓体重增加的药物,如尼古丁替代药物或盐酸安非他酮缓释片等。

5. 精神萎靡不振或时常感到饥饿

告知这种感觉常见,且是自然的反应。要进一步调查吸烟者确实没有沉溺于周期性的吸烟,建议自我奖励,强调开始吸烟(即使只是闻一下)也将增加吸烟的欲望,使戒烟变得更困难。

此外,复吸的预防干预包括:

(1)时时反思吸烟的危害和戒烟的理由。

(2)回想戒烟后已感受到的益处(如咳嗽症状减压、形象改善、自信心增强等)与成绩(如已坚持几天没吸烟),增加自信。

(3)帮助患者识别有可能导致复吸的高危因素、危险境况。

三、戒烟效果的评价

戒烟效果的评价目前主要通过戒烟门诊、戒烟者随访和戒烟热线等方式,进行戒烟大数据监测,采用卫生统计学和流行病学的方法,根据评价目的和数据的类型进行统计学分析和评价。

参考文献

[1] 张晓燕,杨莉,田红梅,等.成都市戒烟门诊随访效果分析[J].预防医学情报杂志,2013,29(3):193-196.

[2] 李新鹏.不同文化程度戒烟方法的初步研究[J].航空航天医学杂志,2014,25(6):

760 – 762.

[3] 黄洁夫.烟草危害与烟草控制[M].北京:新华出版社,2012.

[4] 吴蕾,姜斌,何耀,等.戒烟干预模式及方法研究的国内外进展[J].中华保健医学杂志,2014,16(2):157 – 159.

[5] 世界卫生组织.2008 年世界卫生组织全球烟草流行报告 MPOWER 系列政策.日内瓦,2008.

[6] 世界卫生组织.《烟草控制框架公约》.

[7] Stead LF,Hartmann – Boyce J,Perera R,et al. Telephone counseling for smoking cessation[J]. Cochrane Database Syst Rev,2013,12(8):2850

[8] 史慧静,余春艳,张珊,等.青少年戒烟信息通信技术干预实施方案可行性分析[J].中国学校卫生,2010,31(12):1430 – 1434.

[9] 王立立,王燕玲,姜垣.手机戒烟干预和网络戒烟干预的国际进展研究[J].中国慢性病预防与控制,2011,19(4):424 – 426.

[10] 韦雨彤.文化视野下的中泰戒烟公益广告对比研究[J].美与时代(城市版),2015,5:103 – 104.

[11] 马冠生,孔灵芝,栾德春,等.中国居民吸烟行为的现状分析[J].中国慢性病预防与控制,2005,13(5):195 – 199.

[12] 中国控制吸烟协会.医务人员控烟手册.

四、青少年吸烟的心理行为治疗

1. 传统认知行为的处理技术

传统认知行为的处理技术(Cognitive – behavioral coping techniques)基于由 A. T. Beck 在 20 世纪 60 年代发展出的认知行为疗法的理念。

认知过程由个体的感知觉、思维、注意和记忆活动所组成,是精神活动中最复杂的过程。认知的过程可分为:接受和评估信息的过程、产生应对和处理问题方法的过程、预测和估计结果的过程。认知行为处理技术是根据认知过程影响情感和行为的理论假设,通过认知和行为技术来改变患者不良认知的一类心理治疗方法。认知行为治疗是一种有结构、短程、认知取向的心理治疗方法。将着眼点放在患者不合理的认知问题上,直接改变患者的认知歪曲,通过改变患者自己对人或对事的看法与态度来改变心理问题。

认知疗法一般治疗过程包括建立求助动机,适应不良认知的矫正,在处理日常生活问题的过程中培养观念的竞争,用新的认知对抗原有的认知。例如,可能让患者先用想象方式来练习处理问题或模拟一定的情境或在一定条件下让患者以实际经历进行训练,改变有关自我的认知。

在戒烟过程中该技术主要聚焦于挖掘个体对青少年吸烟这一事件的认知,明确个体吸烟的原因和戒烟动机,并采取相应的决策解决问题。对于在戒烟过程中产生的不良情绪,治疗师帮助个体寻找有效的情绪管理策略,如自我管理的训练、寻求社会支持、保持冷静和轻松等。

对于来自学校和家庭的双方面压力,有的青少年出现不合理的认知,认为自己是极端糟糕、完全不受人欢迎的。这种极端的负性认知不仅不利于治疗的顺利推进,甚至会加重青少年吸烟的行为,将其视为不良情绪宣泄的出口。治疗师通常应用质疑性的提问帮助个体建构新的认知,重新审视自己的优缺点,认识到自己并不是一无是处,从而改善个体的情绪体验。之后,通过布置相应的家庭作业巩固建立的合理认知来改善与环境适应不良的行为。

2. 动机提升的技术

动机提升的技术(Motivation enhancement techniques)重点提高青少年戒烟的意愿并减少其对行为改变产生的矛盾情绪。

既往通常采取访谈的形式来帮助参与戒烟的个体澄清改变的方向并增强改变的意愿。同时,治疗师还采用反应 – 列联强化(Response – contingent reinforcement)技术,即在完成相应戒烟任务时给予个体外在的奖励,比如设置相应的奖品。

除此之外,治疗师运用 James O. Prochaska 等人开创的一种转换理论模型(Transtheoretical model)帮助青少年推进戒烟的进程。依据模型,可将成功戒烟这一行为上的改变分为以下 5 个阶段:

前意向阶段:我并不打算戒烟,我认为青少年吸烟没什么不好。

意向阶段:我没有开始进行正式的戒烟,但我需要先考虑一下戒烟的好处和坏处。

准备阶段:我没有进行规律的戒烟,我偶尔减少每天吸烟次数。

行动阶段:最近 6 个月我每天吸烟次数明显减少,但并没有做到每天不吸烟。

维持阶段:我做到每天不吸烟,并保持 6 个月以上。

治疗师通常对每个阶段采取不同的策略增强个体的戒烟动机。如在意向阶段中,个体因考虑戒烟带来的好处与坏处会陷入矛盾的情绪中,此时戒烟的动机下降。治疗师通常会让青少年从既往成功戒烟的个体身上习得经验,从而发现自身如果做出相应的改变其好处更多,以此增强戒烟动机。

3. 接受 - 承诺疗法

接受 - 承诺疗法(Acceptance - commitment therapy, ACT)常被描述为认知行为治疗或者临床行为分析的某一种形式。该疗法聚焦于改变戒烟个体与内在体验的关系,而不是直接改变内在体验本身。ACT 将最终目标确立为提高心理的灵活性(psychological flexibility),即作为一个有意识的人更充分地接触此时此刻的能力,从而能够在行为上做出改变或持久努力以达到既定的目标和价值观。

ACT 由六大核心过程组成,分别为:接纳(acceptance)、认知与融合(cognitive defusion)、关注当下(being present)、观察的自我(self as context)、价值观(values)、承诺行动(committed action)。在戒烟的过程中,接纳部分关注于帮助个体认识和接纳引发吸烟的内在诱因,比如躯体上的感觉、情感的体验及想法。承诺行动部分重点使戒烟个体选择符合自己价值观的行为改变,帮助个体更为灵活地应对吸烟的冲动,从而引发适应性的行为改变。

接受与承诺疗法的六大核心过程可以分为两个部分。第一部分是正念与接纳过程:接受与承诺疗法试图通过无条件接纳、认知解离、关注当下、观察性自我来减少主观控制,减少主观批判,减弱语言统治,减少经验性逃避,更多地生活在当下。与此时此刻相联系,与我们的价值相联系,使行动更具有灵活性。第二部分是承诺与行为改变过程:接受与承诺疗法通过关注当下,观察自我、明确价值观,承诺行动来帮助来访者调到和汇聚能量,朝向目标迈进,过一种有价值和有意义的人生。这两大过程在接受与承诺疗法中被融合成一个有机的整体。

在戒烟的过程中,接纳部分关注于帮助个体认识和接纳引发吸烟的内在诱因,比如躯体上的感觉、情感的体验及想法。承诺行动部分重点使戒烟个体选择符合自己价值观的行为改变,帮助个体更为灵活地应对吸烟的冲动从而引发适应性的行为改变。

例如,有的青少年的确希望减少吸烟的频率和数量,向往更健康的生活,但又无法克制自己吸烟的冲动并产生焦虑和懊恼的情绪,一旦产生不良情绪又更想吸烟。此情况下,治疗师通常帮助个体学会接受吸烟的冲动,理解冲动和不良情绪产生的客观合理性。依据其向往健康生活的价值观,帮助青少年更灵活应对冲动与其引发的不良情绪。比如在冲动和不良情绪产生时深呼吸、跑步、爬山等,治疗师与戒烟个体一同探索符合个体价值观的应对模式。

具体治疗过程包括:

(1)挑战旧思路:由于接受与承诺疗法要挑战来访者日常使用的应对策略,所以治疗师通常在治疗开始就会让来访者反思之前尝试过多少种失败的方法,并询问来访者是相信自己的思维还是相信实际经验,目的在于通过来访者的亲身经历去挑战之前的直接消灭问题的思路。

(2)明确"控制是问题":试图压制思维与情感反而会使被压制的对象得到重复而增加,为了使来访者明白这个原理,治疗师会指导来访者进行"不想要咖啡"的实验。先简单描述咖啡的各种性质,然后要求来访者在接下来的时间里唯一要做的就是不要想任何前面提到的咖啡的性质。通过类似实验使来访者明白他们试图控制自动化思维、情感与记忆的过程是在进行一场绝不能获胜的游戏。

(3)认知去融合(认知解离)练习:"牛奶"是认知去融合技术的典型练习,治疗师和来访者在短时间内大声地重复"牛奶"一词,一段时间后来访者会发现"牛奶"一词失去了原有的意义,而变成了一个单纯的词汇。这个练习使得来访者体验认知去融合的含义,理解词语仅仅是词语。

(4)学习正念技术:为使来访者更好地掌握正念的技术,治疗师将正念形象化,要求来访者想象一对小人列队从左耳走出绕过眼前走进右耳,每个小人带着印有图片和词语的牌子,要求来访者保持旁观,让队列自由行进而不使自己陷入其中。这一过程经常被作为家庭作业,可以使来访者体验观察自己的思维与依思维观察世界的区别,易于把握正念的有目的的、此时此刻的、不带批判性的特点。

(5)情境化自我:为使来访者从概念化自我的视角转换到情境化自我的视角,治疗师可用棋盘比喻:让来访者想象一个无限延伸的棋盘上摆着对阵的白子和黑子,白子是积极体验,黑子是消极体验。来访者努力支持白子赢过黑子,因为黑子占优就意味着来访者的自我概念受到威胁,于是来访者的一部分体验成了自己的敌人。而治疗师会提醒来访者,与其认为自己是白子,不如认识到自己只是棋盘,来访者可以有痛苦的记忆和不好的想法,白子和黑子的战斗也还会继续,但来访者可以让战斗继续,而不必生活在战区。通过这一比喻,来访者对自我的理解从被各种标签概念化的自我,转换成了作为背景的自我。通过这一转化,来访者不再视负性体验为威胁,进而也增强了与此时此地的联结。

（6）澄清价值观：以价值观为行动导向是接受与承诺疗法的特色。治疗师会问来访者希望自己的生命彰显了什么，以此澄清来访者在若干主要生活领域的价值观。治疗师会强调价值观是一个不断追求的方向而不是某个具体的可实现的目标，强调价值观的澄清是个人选择而非受限于评估或判断。

（7）行动承诺：最后，来访者要承诺做出与价值观相联结的行动，这一部分广泛地采用传统行为疗法的技术。在此阶段会设立短期与长期的具体目标，使来访者一步一步地实践更灵活的行为模式，在接纳与改变之间实现平衡，进而创造有价值的生活。

4. 正念疗法

正念是指在此时此刻个体体察自身内在感受的一种训练，该训练可以通过冥想来得以实现。特别是在 ACT 的前四个阶段中，正念疗法（Mindfulness）通常与其结合使用。

"正念"最初来自佛教的八正道，是佛教的一种修行方式，强调有意识、不带批判地觉察当下，是佛教禅修主要的方法之一。西方心理学家将正念的概念和方法从佛教中提炼出来，发展出来以正念为基础的心理治疗。以正念为核心的心理疗法是目前美国最为流行的疗法，其疗效获得了临床心理方面的大量科学实证支持。正念是指在此时此刻个体体察自身内在感受的一种训练，该训练可以通过冥想来得以实现。特别是在接受－承诺疗法（Acceptance－commitment therapy，ACT）的前四个阶段中，正念疗法通常与其结合使用。以正念为核心的心理疗法把正念训练作为咨询和治疗的基石，咨询师会在咨询中根据来访者的情况，将适合来访者的正念练习教授给来访者，并带领来访者逐渐熟习正念，直到来访者能自己在生活中灵活运用正念应对各种困难问题和挑战。长期稳定的正念练习可以使注意力更持久，具有更清晰的判断力，以及更成熟的情感能力，并具有一定的心理疗愈效果。

通过冥想的正念训练常关注调整戒烟个体和内在感受之间的关系。在个体过度回避既往经历带来的内在评判时,该疗法的焦点是让个体接受此时此刻的想法、感觉及体验。有研究表明在戒烟个体经历消极的情绪体验,如焦虑、抑郁、愤懑时,正念疗法可明显降低戒烟个体的吸烟频率。

正念疗法广泛用于提高戒烟个体对压力的耐受程度。由 Jon Kabat – Zinn 创立的传统治疗设置是在 1 周内进行 8 组时长为 2 小时的正念训练,持续时间 7 ~ 8 周。训练过程中个体会被教授在日常生活中进行的冥想技术,比如坐禅与行禅(sitting and walking meditation)、身体扫描(body scan)、正念瑜伽(mindful yoga)等。当戒烟个体出现不良的情绪状态和对吸烟的渴望时,通过上述冥想技术可使戒烟个体不通过吸烟的方式进行情绪反应的应对,增强对不良情绪的耐受度,从而降低吸烟的频率。

例如,坐禅的过程中,戒烟个体学着观察随呼吸而产生的腹部起伏运动,或者观察鼻端与呼吸接触的感受;当吸烟的想法或者不良情绪出现时,戒烟个体仅仅是觉察这种想法或者情绪,然后将注意引回到腹部起伏的运动或鼻端。在引导戒烟个体训练时,多种技术的最终目的是让个体学会内观当下的身心状态,调整过去不良的应对模式。

5. 积极心理治疗

积极心理治疗(Positive psychotherapy)是指以积极心理学思想为理论指导的一种心理疗法。积极心理治疗是由诺斯拉特·佩塞施基安 1969 年在德国开设自己的心理诊所之后,逐渐形成的心理治疗思想。传统的心理治疗是从疾病出发,把患者看成是疾病载体,而积极心理治疗是从人的发展的可能性和能力出发,强调每个人天赋的潜能在解决心理问题中的重要性。积极心理治疗中的积极这个概念是说治疗并非首先以消除患者身上现有的紊乱为准,而是首先在于努力发动患者身上存在的种种能力和自助潜力。积极心理治疗拓展了积极心理健康的实践领域。

积极心理学治疗原理主要致力于患者的两种基本积极力量:认识能力和爱的能力。积极心理治疗在于激发人的认识能力。人的认识能力分为四种形式:即感知(感知觉能力)、理性(基于思维的理性能力)、学习(在已有经验基础上的学习能力)和直觉。人类在生活过程中,总是对关于周围世界和关于自己的事件会做出一定的因果解释,而这种解释的总趋势是保持因与果的合理一致性。积极心理治疗致力于帮助患者抛弃对自己行为的传统认识,取而代之使患者建立起一种积极认识,并使患者在日常生活中对这种积极的解释抱有始终的坚定性。另一方面,积极心理治疗激发来访者的爱的能力,也就是激发来访者的积极情感能力,包括与自我的关系(真实的自己与自我意识的关系,即能否达到自我同一性)、与他人的关系(自己与周围单个个体的关系)、与群体的关系(主要指自己与利益集体、社会群体甚至整个人类的关系)和与原始我们的关系(主要指自己与宗教、世界观和生活哲学的关系)。积极心理治疗把患者在这四种关系中产生的消极情感当作是一种自我保护模式,并提倡用积极的方式做出解释。积极心理治疗常常用积极情感来消解人的消极情感,或者在患者的消极情感中寻找积极的成分。激发患者的积极情感是积极心理治疗的最重要的工作重心,使患者得到自我恢复和自我实现。

积极心理治疗致力于挖掘青少年自身的积极力量,提倡用一种积极的心态对个体的心理或行为问题做出新的解读,并在此基础上激发青少年个体自身的内在积极潜力和优秀品质。较低的积极情绪和较高的消极情绪都可降低戒烟的成功率。积极心理治疗可在戒烟的行为咨询中有针对性地解决这一情况。

积极心理治疗对吸烟个体的干预元素主要由 6 方面组成:突出优点(signature strengths);每天记录三件好事情(three good things);感恩拜访(gratitude visit);品味(savoring);积极建设意义的回应(active - constructive respond);积

极的社会服务/品味善意的行为(positive service/savoring acts of kindness)。

在治疗过程中,治疗师首先协助戒烟个体发现自身5个最突出的优势,如勇敢、善良、对美的欣赏等,并促使个体思考自己在生活中如何运用这5个突出优势看待和解决相应的事件。如果突出优势中有勇敢,治疗师可促使青少年勇于承认克服烟瘾的困难性,不仅自己很难处理这件事情,其他人也一样。当在克服烟瘾过程中遇到阻力时,这样的处理适当减轻了个体的失落感。之后,戒烟个体记录每天带来愉快体验的事件并对内心感激的人写信增强青少年戒烟动机和社会支持。个体在成功戒烟后的1周内,当出现极大的复吸欲望和不良的情绪体验时,治疗师在品味阶段会促使个体品味两件能带来积极情绪的事件,比如早晨起床后的一杯热牛奶、温暖的阳光等。通过记录与品味带来积极情绪的事件,找到在戒烟后幸福感的来源。

最后,治疗师组织戒烟个体一同聆听和谈论各自身上发生的好事,并互相做出积极的响应。同时,协助个体找到自身擅长的社会服务领域,如政治、宗教、科学、社区等,以此增强个体具备的积极力量,品味慈善工作中给予人的幸福感。

6. 家庭治疗

青少年吸烟问题,有些与家庭问题有关,如父母的紧张关系、对孩子不健康的管理方式等。孩子的心理健康问题等都可能与青少年吸烟有关。因此青少年吸烟问题已不仅仅是青少年自身的问题,而映射出整个家庭关系的一些问题,故青少年戒烟也涉及家庭心理治疗。

家庭治疗师以家庭为对象实施团体心理治疗模式。早期心理治疗往往将家庭排除在心理治疗之外。20世纪50年代出现了一个新观点,即家庭是一个生动的系统、一个有机的整体。家庭被看作是"系统"的产物,而不是因居住在一起而分享共同特征的个体特征。由此,家庭系统这一新的名词应运而生。家庭治疗目标是协助家庭消除异常、病态情况,以执行健康的家庭功能。家庭治疗的特点是:不着重于家庭成员个人的内在心理构造与状态的分析,而将焦点放在家庭成员的互动与关系上,从家庭系统的角度去解释个人的行为与问题,个人的改变有赖于家庭整体的改变。

家庭治疗认为:任何人际关系中,一个人的行为都是与其他人的行为联系在一起的。人的行动,大多数是互动的一半。如果一个人改变了,关系就改变了——另一个人自然会受到影响。家庭治疗师在听到一个人抱怨另一个人时就要考虑到互补性。如一个人被认为唠叨,可能意味着长时间没有人倾听她(他)所关心的事情。此外,行动通过一系列递推的回路或不断重复的循环而相互联系。循环的因果关系理论认为,不要与家庭一起毫无结果地分析、搜寻到底是谁引发了什么事情。问题是由一系列正在进行的行动与反馈维系的,谁引发的是无关重要的。患者的症状对家庭有稳定的作用,这种固有平衡的影响被称为症状的功能。

主要流派包括:

(1)鲍恩家庭系统治疗:也被称为 Bowen 理论,由 Bowen 首先提出。他倾向于把家庭当作一个系统理论去理解。Bowen 理论包括六个重要概念:自我分化、三角关系、核心家庭情感程序、代际传递、情感隔离、社会情感过程。自我分化是 Bowen 的核心理论,其功能就是个人处理压力的能力。自主性和独立性差的人往往都与家庭过分纠结,容易造成功能不良。Bowen 提出的另一个重要概念是"三角关系"。夫妻与孩子三个人组成的系统,是人类关系中变化最小的稳定团体。两个人的系统是不稳定的,当两个人的关系出现问题时,一方或者双方将转向寻求其他人的同情或将冲突转移到第三方。比如夫妻争吵,有时无法解决,会抓一个孩子进来,把孩子牵扯进来。第三方并不是被动拉进来的,而是自己会跑出来帮父母维持快乐家庭。Bowen 认为导致情感三角活动的主要因素是焦虑。焦虑的增加会使人们更加需要彼此情感而接近,促使个人去寻求其他人的同情,或者将第三方拉入冲突中。第三方的卷入,可以将焦虑分散在三角关系中,从而得到缓解。Bowen 的这个理论是对家庭治疗的重要贡献,也成为家庭治疗的启蒙性观念。

(2)结构派家庭治疗:Minuchin 发现有问题的家庭有两种模式:一些家庭缠结,处于混乱并且紧密的相互联结;另一种家庭则脱离,孤立并看似无关。这两种家庭类型都缺乏对权利的清晰界线,过于纠缠的父母过于卷入到他们的子女之间,从而丧失了父母的领导权和控制权。结构派家庭治疗有三个最基本的组成要素:结构、亚系统和界线。通过增强松散的界线以及放松僵硬的界线以达到打破功能不良的结构的目的。治疗师将外在家庭冲突带入治疗会谈中,使得家庭成员可以展示其处理方法,治疗师也可以观察其过程,并且开始找出修正其互动和造成结构改变的方法。

(3)经验性家庭治疗:经验性家庭治疗开始于心理学中的人本主义思潮,受到表达性治疗的启发,强调了及时的、此时此地经验的作用。它借用了唤起技术,如角色扮演和情感对质,以及其他的表达性治疗方法(如雕刻和家庭绘画)。系统派家庭治疗师从家庭交往模式的角度看症状行为的根源,这些交往模式被看成家庭成员各自的防御投射的阴影下的结果。如果家庭成员最初能了解他们真实的感受——恐惧和焦虑,还有希望和愿望,那么在家庭尝试一些积极的改变会更成功。因此经验性家庭治疗应从内部入手,帮助个人表达他们真诚的情感,缔造更加真实的家庭纽带。

(4)精神分析家庭治疗:20 世纪 80 年代中期,家庭治疗师对心理动力学的兴趣有一个复归,主要是客体关系理论和自我心理学。精神分析治疗的关键目的是帮助人们理解他们的基本动机,通过以健康的方式表达这些愿望来解决冲突。弗洛伊德的理论强调性驱力和攻击性冲动,自我心理学聚焦于被欣赏的渴望,客体关系治疗师专注于对安全依恋关系的需要。但他们有一个共同的信念,如果家庭中的个体理解并开始解决他们自己个人的冲突,就可以帮助配偶和家庭成员更好地相处。精神分析师较少关注团体和他们的交往模式,更多关注个体和他们的感受。精神分析理论帮助理解人们挣扎背后的基本问题。

(5)认知行为家庭疗法:家庭症状被看作是习得的反应、无意识的获取和强化的结果。治疗一般是限定时间和症状聚焦的。应用于家庭的行为治疗方法是基于社会学习理论,行为是由于其结果而习得和维持的,同时可以通过改变其结果而发生变化。行为治疗师集中于改变问题行为的结果,这既是该方法的优点同时也有不足。通过对出现的问题进行思考,行为学家已经发展出一系列有效的技术。而另一方面,行为只是个体的一部分,而表现出的问题的人又只是家庭中的一部分。

家庭环境与问题行为如青少年吸烟有关,父母的教养方式对子女的行为具有重要影响,因此青少年吸烟问题可能反映青少年自身及家庭的问题,需要心理学家给予重视。通过家庭心理治疗,有助于协调家庭适应其发展历程中的各种困难,恢复正常的家庭结构,使家庭和青少年更健康地发展。当然也应该根据具体问题,采用有针对性的心理行为治疗和联合一些心理行为治疗方法帮助青少年戒烟,并建立更健康的心理和更健康的关系。

医务工作人员参与戒烟治疗

一、医务工作人员在戒烟工作中的重要作用

吸烟的危害已为人们所知。烟草烟雾中含有 7 000 多种化学成分。吸烟产生的烟雾不仅包含有 40 多种致癌物质,而且还含有 10 多种会促进癌症发展的物质,其中对人体危害最大的是尼古丁、一氧化碳以及多种其他金属化合物。1 支烟所含的尼古丁就足以杀死 1 只小白鼠。

自 20 世纪 50 年代以来,全球范围内已有大量流行病学研究证实,吸烟是导致肺癌的首要危险因素。烟草的烟雾中,一氧化碳含量很高;吸入人体后,与血液中的血红蛋白结合形成碳氧血红蛋白,从而使血红蛋白不能正常地与氧结合成氧合血红蛋白,因而失去携氧的功能。此外,一氧化碳与血红蛋白结合力要比氧气大 260 倍,而从碳氧血红蛋白中离解出一氧化碳的速度又比从氧合血红蛋白中分离出氧的速度慢得多。因此,吸烟使血液凝结加快,容易引起心肌梗死、中风、心肌缺氧等心血管疾病。

吸烟是心脑血管疾病、癌症、慢性阻塞性肺病等多种疾患的行为危害因素,它是继高血压之后危及人类健康的第二大杀手。吸烟者肺癌发生率与死

亡率明显高于不吸烟者,并且吸烟会损害大脑,对智力发育产生不利影响。据统计,全球每年有 500 万人死于与吸烟有关的疾病,如果不加控制,这一数字到 2020 年时将达到 1 000 万。有资料表明,长期吸烟者的肺癌发病率比不吸烟者高 10 倍至 20 倍,喉癌发病率高 6 至 10 倍,冠心病发病率高 2 至 3 倍,循环系统发病率高 3 倍,气管类发病率高 2 至 8 倍。

吸烟不但影响吸烟者本身的身体健康,而且还严重妨碍他人健康。对被动吸烟者的危害更大。每天被动吸烟 1 小时就足以破坏动脉血管。对与吸烟者共同生活的女性,患肺癌的概率比常人多出 6 倍;对青少年来说,青少年处在生长发育时期,各生理系统、器官都尚未发育成熟,因而对外界环境的有害因素抵抗力较成人弱,易于吸收毒物损害身体的正常生长。吸烟开始年龄越早,肺癌发生率与死亡率越高。吸烟会损害大脑,使思维变得迟钝,记忆力减退,影响学习和工作,使学生的学习成绩下降。心理研究结果表明,吸烟者的智力效能比不吸烟者减低 10.6%。

烟草及烟草制品对人类健康的危害,已经成为当今世界最严重的公共卫生问题之一,这其中的重要原因当然有烟草本身的作用,它是带有成瘾性质的。但是,更主要的原因是缺乏全社会的支持和让更多的吸烟人群对烟草危害有进一步了解,也就是说,烟草危害是人类健康所面临的最大的可以预防的危险因素。因此,医务人员要利用各种途径,各种手段,大力开展控烟健康教育,让吸烟有害健康的知识家喻户晓,让戒烟成为吸烟者的自觉行动。

作为人类健康的维护者,医务人员的职责是开展预防与医疗服务,倡导人们摒弃不良的卫生行为,形成健康的生活方式,提高和享有生命质量,这是医务人员的神圣职责。因此,医务人员应当在控制烟草危害工作中首先发挥作用,做出表率,在自己戒烟的基础上,主动承担劝阻吸烟者戒烟的责任和义务。

钟南山院士曾说过:"医生是最能影响患者的人,在控烟工作中,医生要成为带头人。"在健康问题上,医生拥有独特的权威和影响力。从全球控烟运动的经验来看,医务人员带头不吸烟可以增加人们对吸烟危害健康的可信度,在劝阻戒烟中起到表率作用。只有医务人员吸烟率的下降,才有可能使全民吸烟率下降。医务人员吸烟、穿着白大衣吸烟、当着患者的面吸烟,容易给公众传递一个错误的信息,误导患者认为吸烟对人体危害不大,这也是对自己职业的亵渎。

在一个科室里,如果教授、主任是吸烟者,年轻大夫也都跟着吸烟;如果科主任不吸烟,全科的医生尤其年轻医生基本不抽烟。医务人员不仅要加强自身控烟的健康教育,还要加强社会责任感教育。做到本人不抽烟的同时,还要教育帮助患者和社会人群戒烟。

医生在帮助吸烟者戒烟方面处于特别有利的地位,人们在就诊时最容易接受有关健康的建议,大多数人每年都有就医经历,医务人员有机会和能力促进反吸烟信息的传播、鼓励和支持吸烟者产生戒烟的愿望,根据患者的健康状况提出合理的建议,并利用这个机会,宣传控烟的必要性,给患者更多专业戒烟的帮助。

从我做起,医务人员要做到不穿白大衣吸烟,更不要当着患者或患者家人的面吸烟,立下时间表,带头禁烟,做好控烟的健康教育工作;利用医务人员在健康方面的知识资源和影响力,在控烟方面发挥带头表率作用;改变观念,把自己的吸烟与否看作是涉及他人的健康、改善生存环境、提高民族素质的大事。这是医务人员在控烟工作中义不容辞的责任。

二、制订戒烟方案

世界卫生组织 1987 年 11 月建议将每年的 4 月 7 日定为"世界无烟日",并于 1988 年开始执行。自 1989 年起,世界无烟日改为每年的 5 月 31 日。世卫组织和合作伙伴每年在 5 月 31 日这一天纪念世界无烟日,突出说明与烟草使用相关的健康危险,并倡导采取用以减少烟草消费的有效政策。国家卫生计生委 2014 年 11 月对外发布了新起草的《公共场所控制吸烟条例》,拟立法规定所有室内公共场所一律禁止吸烟。2016 年 5 月 31 日,是第 29 个"世界无烟日"。世界卫生组织将"为平装做好准备"作为世界无烟日的主题。我国的活动主题是"拒绝烟草的危害"。

烟草制品平装是指除以标准颜色和字体显示品牌名称和产品名称外,限制或禁止在包装上使用其他标识、颜色、品牌形象或推销文字的措施,平装是减少烟草需求的一项重要措施,可以降低烟草制品的吸引力。

卫生部从 2011 年起在全国医疗卫生系统全面禁烟,并以此为契机,禁止医生在医院工作场所吸烟。医院管理部门需要制定相关控烟规章制度。

首先劝阻吸烟医生主动戒烟,并制订自己的戒烟计划。设立控烟小组,明确控烟工作领导小组组成和职责,加强组织领导,领导小组由党委书记、院长任组长,主管控烟工作副院长任副组长,相关职能部门负责人任成员的控烟工作机构。院办联合健教办负责控烟工作并负责细化分解各项措施,各科室紧密配合,主动开展控烟工作。创建"无烟单位"作为医院的年度目标,把控烟工作纳入医院的年度工作计划,确保控烟工作有计划、有组织、有检查、有落实。积极进行医院控烟知识的培训。严禁在院内工作场所及室内吸烟,医务人员不接受旁人敬烟。医院内除医生、护士外,所有人员都有责任做控烟的义务宣传员。营造控烟氛围,将医院控烟工作计划、控烟制度及健康指导等利用网络工具进行宣传,发布控烟公益广告宣传,使全体干部职工都知晓并自觉遵守。在办公室、会议室、走廊、LED 显示屏等所属区域醒目位置设置控烟警语、标示和监管部门电话,随时提醒院内职工和院外群众不要吸烟。开展主题日宣传活动。利用爱国卫生月(每年 4 月)、世界卫生日(4 月 7 日)、世界无烟日(5 月 31 日),控烟工作领导小组要开展控烟宣传教育活动,组织义诊,发送宣传单等形式,提高广大群众对烟草产品的认识,控制烟草危害。

将控烟工作纳入科室健康教育考核。要求各临床科室每年至少开展一次关于控烟工作的健康教育,并将此作为健康教育内容确保落实到位。医院考虑开设戒烟门诊,设戒烟咨询电话(即门诊部工作电话),由医院学者为吸烟患者提供戒烟指导。加强管理督导,控烟工作领导小组要定期和不定期地对医院各科室的控烟落实情况进行督查,并提出整改措施。

目前,我国已经在全国大多数省市开设了戒烟门诊,并正在通过创建无烟医疗机构、无烟公共场所等积极措施推动控烟工作进展。医疗工作人员充分了解吸烟危害,掌握戒烟治疗方法,及早从病因入手及时限制疾病的进展,甚至防患于未然,可最大限度地推动控烟工作的全面开展,从而努力创造全民健康的理想状态。

但是仅有戒烟门诊及医生戒烟、疾控组织的宣传是远远不够的。戒烟需要从我做起,从人们日常生活做起,从青少年做起,戒烟工作任重而道远。

三、开展戒烟咨询

戒烟是一个痛苦、反复和长期的过程,需要持续进行。实践表明,仅靠吸烟者的个人意志戒烟,成功率仅有 5% ~ 7%,而由医疗机构和医务人员给予有效的咨询指导和药物治疗,可使戒烟成功率提高 2 ~ 3 倍。

世界卫生组织指出,帮助烟草使用者戒烟的干预措施主要有两种。一种是咨询指导,包括由医生或其他医务工作者在日常医疗服务中面对面地劝导,以及通过戒烟热线在电话中提供咨询,或者借助社区规划进行咨询服务;另一种措施是提供低成本的药物治疗。国内外经验表明,治疗烟草依赖,咨询指导和药物治疗单独使用均有效,联合使用咨询和药物治疗的综合措施效果更优。医生宜鼓励所有尝试戒烟者使用。

各级医疗机构应把识别烟草使用者并对其提供简要劝导纳入常规医疗服务之中。医生在帮助吸烟者戒烟之前,首先要了解吸烟者对戒烟所处的不

同阶段,进而有针对性地提供适当的干预措施。根据吸烟者的戒烟意向,可将其改变过程分成5个连续的阶段:

思考前期:吸烟者尚无戒烟动机,在6个月内尚未认真考虑过改变吸烟习惯。

思考期:仍在吸烟,但已有戒烟动机,只是尚未设定戒烟日期。

准备期:决定采取戒烟行动,计划在1个月内停止吸烟。

行动期:已开始戒烟,但不到6个月。

维持期:持续成功地不吸烟6个月以上。

在成功戒烟前,吸烟者可能会在打算戒烟和采取戒烟行动两阶段间循环多次。针对戒烟的不同时期,干预的侧重点各不相同。

在帮助吸烟者戒烟之前,首先要了解吸烟者对戒烟所处的不同阶段,才能有针对性地进行综合干预。各级医疗机构的每位临床医生都应积极参与控烟工作,劝导吸烟者戒烟。各科临床医生在门诊或病房接诊患者时,应掌握戒烟ABC,用明确、简洁、有针对性的评议询问和对吸烟者进行劝导。

A. 询问:询问并记录患者是否吸烟,如问:"您现在是否吸烟",对吸烟者或最近刚停止吸烟的人,应了解其吸烟情况(吸烟年限,每天吸烟量等),并定期随访,注意更新记录。

B. 提出简短建议:采用清晰、有力、个体化的方式,劝说每一位吸烟者戒烟。①告知吸烟者吸烟导致疾病的风险,对健康的巨大危害。②提出有针对性的建议:对已患有疾病的吸烟者,将吸烟与疾病联系起来,说明戒烟如何能改善治疗效果,有益于健康。③提出坚定有力的戒烟劝告,如:"您现在就必须戒烟"。④对新近戒烟者,强化其信心,提出防止复吸的忠告及建议。⑤记录所提供的建议。

C. 向有意戒烟者提供戒烟帮助:①转诊:对没有成立戒烟门诊或设戒烟医生的医院,应将有意戒烟的患者转诊到设有戒烟门诊或戒烟医生的医院。

②提供戒烟服务:提供戒烟建议;帮助制订戒烟计划,设定戒烟日期;采取非药物治疗:心理支持和有针对性的干预措施;安排随访。

戒烟咨询是一种有效的戒烟方法,在给患者使用戒烟药物的同时给予咨询或是在进行咨询时给予药物辅助治疗都会使戒烟效果明显改善。因此,在条件允许的情况下,对有戒烟意愿的吸烟者应尽量联合使用戒烟咨询和药物治疗。一些常用的咨询技巧有解决问题、技巧训练以及在治疗过程中给予支持的方法。这些方法主要用于简短的戒烟干预治疗,同时是戒烟强化治疗的基础。戒烟热线是一种有效的戒烟治疗方法。

戒烟干预治疗对以下三类患者有效:有戒烟意愿的现在戒烟者,本次不打算戒烟的吸烟者,最近戒烟的曾吸烟者。

1. 对于有戒烟意愿的吸烟者

对于有戒烟意愿的吸烟者可以使用 5A 方案进行简短干预,包括:询问(ask)、劝告(advice)、评估(assess)、帮助(assist)和安排随访(arrange follow - up)。

第 1 步 询问(ask):询问并记录患者吸烟情况。

治疗烟草依赖的第一步措施是识别吸烟者,识别吸烟者本身就能增加医生的戒烟干预率。有效识别吸烟状况不仅为成功干预(医生建议和治疗)打开入口,而且使医生能根据患者的吸烟情况或戒烟意愿选择适当的干预措施。所有医务人员须利用每次机会,尽可能识别每位吸烟者,包括从未出现过任何与吸烟有关症状的患者。通过提出诸如"你过去 30 天是否吸烟?"等恰当、简单的问题即可识别出吸烟者。如果患者吸烟,还应询问吸烟年限、吸烟量和戒烟的兴趣。将吸烟状况记录在病历上或者录入信息系统。在病历中标明吸烟者所处的阶段,为下一次干预做参考,同时要注意随时更新记录。住院时识别出所有吸烟者并予以干预是进行戒烟干预的良好时机。医师和医疗保健系统应于每次诊疗时识别出所有吸烟者,并使之规范化、制度化。

通过规范医生职责,可确保每位患者每次就诊时,其吸烟状况都会被询问并记录。建议利用门诊筛查系统(如:将吸烟情况纳入生命体征;在患者病历上粘贴吸烟情况的标签;利用计算机提醒系统等替代方法)完成对吸烟者的识别。对所有吸烟的患者,还要注意询问既往疾病史,如癫痫发作史、药物过敏史、最近半年体格检查情况等。

第 2 步　建议(advice):积极劝说所有吸烟者戒烟。

在完成患者吸烟状况筛查后,下一步就是强化患者的戒烟意识,明确、有力地反复提出个性化的戒烟建议。所谓个性化,就是劝告要结合吸烟者的年龄、身份、健康状况、病史、吸烟行为特点等,强调戒烟的重要性,有针对性地解释戒烟的理由。可向患者发放文字宣传材料作为补充。注意关于吸烟危害的宣传教育应客观,避免夸大其词。有条件者,可通过仪器(如:CO 呼出量分析仪)测试的方式刺激吸烟者做出戒烟的决定。应尽可能选择患者最容易接受的方式干预,劝说时应注意几个要点:

第一点:告诉吸烟者“毫不犹豫地”戒烟。应该以清楚的言语告诉吸烟者戒烟以及戒烟的时间,例如:“您从现在就应该开始戒烟,要完全戒掉,而不是减少吸烟的量”。

第二点:强调戒烟的重要性。烟草使用不仅是一个最能有效预防的病因,而且也是影响疾病预后的主要因素。应该与吸烟者交流戒烟的重要性,例如:“戒烟是你恢复健康的最重要的一步”。

第三点:告知吸烟者为什么应该戒烟。结合吸烟者的病史和症状,进行针对性分析,以及被动吸烟对吸烟者的孩子和家庭的危害等。例如,如果吸烟者患有除烟草之外无其他原因可解释的慢性咳嗽,则应告诉吸烟者,“我认为您的咳嗽是吸烟所致。如果您戒烟,咳嗽将会得到改善”。

下面列举一些戒烟的理由,在劝说吸烟者戒烟时可供参考:

对无症状吸烟者:吸烟使人易患各种疾病;吸烟令家人和周围的人反感;

如果戒烟,健康状态将会得到改善;禁烟的场所越来越多,吸烟很不方便;如果戒烟,味觉和嗅觉会得到改善;如果戒烟,将可能对每件事情都充满信心。

讲明为什么吸烟是患病的危险因素:如果吸烟者同时患有高血压和高胆固醇血症,那么发生动脉硬化、缺血性心脏病、脑梗死以及其他疾病的风险将增大。如果吸烟者有癌症或其他吸烟相关疾病家庭史,发生同类疾病的危险将会增加。

对于患有疾病和具有症状的吸烟者:指出下列症状可能与您吸烟有关;咳嗽和黏痰、呼吸短促、脸色差、刷牙时感觉恶心、胃部不适、食欲下降等。

对于年轻吸烟者:现在的年龄戒烟比较容易;吸烟使呼吸和衣服上的味道很不好闻;吸烟使牙齿变黄,吸烟要花很多钱;吸烟对运动能力有影响;吸烟并不是文明行为。

对于怀孕女性吸烟者:吸烟可以减轻胎儿体重;吸烟可以导致流产、早产或死胎;吸烟可以增加婴儿猝死综合征发生的危险。

对于有未成年孩子的吸烟家长:吸烟会增加孩子发生呼吸道感染(肺炎、支气管炎等)的概率;吸烟给孩子树立了不良榜样;停止吸烟有助于改善家庭成员的健康状态。

对于老年吸烟者:即使在这个年龄戒烟,也可以减少发生缺血性心脏病、癌症等疾病的危险;如果戒烟,呼吸中的烟草味道将会消失,您的孙子可能会更愿意和您在一起。

对于女性吸烟者:吸烟对皮肤有刺激,增加皮肤皱纹,容颜易老;如果戒烟,皮肤就会变好;吸烟可加速中老年女性骨质疏松;吸烟可引起不孕。

对男性吸烟者:吸烟可导致阳痿,不但降低精子数量,还可导致精子异常、不育。

第3步 评估(assess):评估每一位吸烟者的戒烟动机与意愿。

戒烟动机和决心大小对戒烟成败至关重要,戒烟只有在吸烟者确实想戒烟的前提下才能够成功。通过询问戒烟的兴趣与意愿对戒烟动机做定性的判定是较简便易行的方法。对有意戒烟者,应提供治疗干预;对不愿意戒烟者运用5R法增强其戒烟动机。

第4步 帮助(assist):提供戒烟帮助。

明确患者的戒烟意愿后,对于有意戒烟者,可以进行第4个"A"的干预——提供戒烟帮助。重点放在帮助制订戒烟计划、处理出现的戒断症状、指导使用辅助戒烟药物、咨询指导服务等方面。

(1)强化戒烟的决定,强调戒烟的可能性:在戒烟过程中给予持续的健康教育和强化支持很重要。戒烟者的决心需要通过宣传吸烟危害与戒烟的益处不断强化。寻找激励患者戒烟的有效方式,提供个体化的信息、建议和鼓励,促使患者将戒烟意向转化为坚定的戒烟决心。戒烟中应注意随时强调戒烟的可能性,增强患者能成功戒烟的信心。需告知患者:多数吸烟者尼古丁依赖程度并不强;不是所有人都难戒;尽管吸烟具有成瘾性,但并不意味着不能戒除,戒烟是可能的事。根据患者的个人特征预测戒烟成功的概率会有助于戒烟。

(2)让吸烟者了解自己的吸烟类型:为了有效地戒烟,指导吸烟者关注自己的吸烟行为并进行记录,即记吸烟日记。记录每次吸烟的时间、场所、吸烟者当时的心情等。至少要连续记录2~3天,最好记录1周。通过对吸烟行为进行观察,使吸烟者可以了解自己的"吸烟特点",即在什么时间和什么场合吸烟,了解这些特点有助于为吸烟者设计出坚持戒烟的方案。

(3)制订合理的戒烟计划:采取戒烟行动前做好戒烟生理、心理和环境准备有助于成功戒烟。做好戒烟准备,制订一个个体化的、合理可行的戒烟计划,可增加成功戒烟的概率。戒烟计划应包括:

1)确定目标戒烟日期。应尽可能为有意戒烟者设定一个1~2周内的戒烟日,以防止他们打消戒烟的念头。对绝大多数吸烟者而言,采取在戒烟当天"断然戒烟法"更易成功,宜推荐使用。

确定开始戒烟的日期时,要考虑以下因素:

选择一个吸烟者心理上放松,没有精神或时间压力的时候开始戒烟,例如选择吸烟者的工作负担已经减轻了的时候。

选择吸烟者不上班的时候开始戒烟(特别是在开始戒烟后大约 1 周的时间里吸烟者可以不上班)。

由于饮酒时再次吸烟的危险较大,所以要避免选择饮酒机会较多的日期开始戒烟。这些时间包括年终聚会、新年聚会、欢迎宴会、告别宴会和其他社会活动等。

可以选择一个对吸烟者来讲具有特殊意义的日期作为开始戒烟的日期,例如,自己的生日或家庭成员的生日、结婚纪念日、世界戒烟日等。可以推荐的其他时间包括吸烟者搬家、换工作、新的一年的开始、一个月的开始时间等。

2)制订个体化的"戒烟日"方案,营造一个有助于戒烟的环境。

开始戒烟前,要拿走所有的烟草产品、打火机和其他与吸烟有关的东西;在过去经常吸烟的场所放置显眼的"不吸烟"警示标志;注意避开吸烟环境,在戒断敏感期可能需要暂时避开吸烟的朋友。有意识地多去不能吸烟的场所。

3)鼓励宣布戒烟的决定,告诉配偶、家庭成员、朋友、同事和其他密切接触的人自己戒烟的决定,争取他们的支持配合。在医生那里寻求戒烟方法、戒烟药物方面的帮助。

4)回顾以往戒烟的经历。建议吸烟者认真回顾自己以往戒烟的经历、药物治疗情况等,并从中找出哪些是对自己有帮助的,哪些是导致复吸的原因,总结成功和困难所在,以便在这次的戒烟过程中汲取经验教训。由于有抑郁症病史者戒烟难度更大,应予评估。对第一次戒烟者,询问其需求。

5）对面临的挑战要有思想准备。预见可能遇到的问题，了解吸烟的生理、心理依赖性与习惯性，戒断症状的原因与表现，复吸的危险。提前学习应对戒断症状、紧张压力、体重增加的有效可行的技能。制订一个包括充足水分和健康零食的健康饮食计划，以及增加运动的计划。如使用盐酸安非他酮缓释片或伐尼克兰等药物，在停止吸烟前 1 周即应开始使用。

6）选择适当的戒烟方法："突然停止法"虽然在戒烟的前 2 个星期会出现一系列不适症状，但由于戒烟药物的使用，不适症状会明显减轻。而"逐渐减压量法"由于持续时间较长，往往不容易坚持，而且一部分选择"逐渐减压量法"的吸烟者其实是为自己不想戒烟找借口，所以建议最好采用"突然停止法"。

7）明确诱发吸烟的日常习惯，鼓励有意识地培养能使自己不吸烟的新习惯，代替旧习惯。

改变吸烟者的行为类型：也就是要改变与吸烟密切相关的吸烟者的生活行为习惯。例如清晨改变吸烟者的行为顺序，洗漱、吃早饭等，让吸烟者不喝咖啡或酒精饮料，饭后迅速从座位起来等。

改善吸烟者的环境：要改变那种能为吸烟者提供吸烟机会的环境。例如，扔掉所有烟草制品、打火机、烟灰缸和其他吸烟用品，远离吸烟者，避免停留在有可能想吸烟的地方，如酒吧之类的场所。

培养替代行为：可选择一些替代品来帮助克服以往吸烟时手和嘴每天都会重复多次的动作，如嚼口香糖、喝水，手里使用铅笔、编织衣物等。可以采取深呼吸、刷牙、散步等行动来戒除吸烟欲望。告诉吸烟者可选择一种或几种对自己有效的方法，以便能够应付持续的吸烟欲望。

8）签一份戒烟承诺书。建议戒烟者自己签一份戒烟承诺书，并留一份给支持者（如配偶、好友），这样不仅可以自我督促，还可获得他人的鼓励与监督，使戒烟更易成功。

9)告知患者咨询方式,便于患者能随时与医务人员沟通。

(4)帮助解决戒烟过程出现的困难与问题:患者戒烟过程中,应就以下问题提供情报行为指导:可能发生的体重增加;常见戒断症状的治疗;饮酒给戒烟造成的困难;综合利用家人、朋友等社会支持,还要监测戒烟者药物治疗情况及效果。

以下是针对吸烟者的具体问题可以采取的相应措施:

1)处理戒断症状:戒断症状的本质是尼古丁依赖和心理依赖。戒断症状在戒烟后几小时内即可出现。停止吸烟后血液中尼古丁浓度减低,加上心理上和行为习惯的原因,尝试戒烟者可能出现种种不适,如:渴求吸烟、烦躁不安、易激惹、注意力不能集中、紧张、抑郁、头痛、口干、咳嗽咳痰、腹泻或便秘、睡眠障碍等症状,医学上称之为戒断症状群。戒断症状是暂时的,多数戒烟者在戒烟后的1~2周内戒烟症状最强烈,3~4周后逐渐减弱至消失。处理好戒断症状对戒烟的成败很重要。可以尝试以下方法对抗吸烟欲望:吸烟欲望强烈时,尽理延迟吸烟;做一些使自己无法吸烟的事情,如刷牙、织毛衣、运动、种花、嘴里嚼些东西等替代行为;想吸烟时做深呼吸;喝水或果汁;与他人讨论、交流。建立一整套的健康的生活方式,饮食清淡,多吃水果蔬菜;保证睡眠;增加体育锻炼;戒烟期间应避免酒、浓茶等刺激性饮料与食物。使用辅助戒烟药物,有助于缓解戒断症状。此外,可以利用戒烟门诊咨询,参加戒烟学习班等资源。

以下是针对戒烟者可能出现的不适症状的相应处理措施,可供参考。想吸烟的欲望:饮水喝茶,咀嚼干海藻或无糖口香糖的替代行为可以有效。易激动,不能平静:鼓励吸烟者慢慢地深呼吸,可使紧张的肌肉渐渐松弛;散步或适度锻炼这些补偿行为也可以有效。不能集中精力:在开始戒烟后让吸烟者减少工作负担1周,以便释放压力。头痛:可深呼吸,并在睡觉时抬高双脚。疲乏,嗜睡:保证充足睡眠,并建议增加午睡、锻炼;洗澡、用干或湿毛巾擦拭全身。失眠:告知避免饮用含咖啡因的饮料,适度锻炼,用温水洗澡。便秘:建议大量饮水,多吃水果蔬菜。食欲增加:可以多吃一些蔬菜水果进行替代,多喝水,但不要吃巧克力、甜点等高能量的零食,以防发胖。

2)戒烟与体重增加:有些吸烟者戒烟后可能会出现体重增加。要明确告诉戒烟者,由于戒烟后尼古丁对胃肠功能和人体代谢的影响消失,食欲增加,消耗热量减少,体重可能会增加2~3千克;另一方面,如采取不健康方法应对戒断症状,例如吃过多高热量的零食等,也会使体重增加。一些人认为,减轻体重的唯一办法是重新开始吸烟。这种说法是没有根据的,事实上重新吸烟会令人意志消沉,而意志消沉又导致饮食无节制,进一步使体重增加。

防止戒烟后体重增加对策:改变饮食结构,少吃含油脂、热量高的食物(黄油、肉类、沙司、巧克力),多吃水果和蔬菜。多锻炼,多参加体力活动是一种愉快而有效的减轻体重的方法。比如:尽量多走楼梯而不要乘电梯;提前一站下公共汽车,然后步行回家;骑自行车或步行代替开车或乘汽车。向医生寻求帮助:如果自己不能有效控制体重,可以主动寻求医生的帮助。另外,尼古丁替代治疗或非他酮等药物治疗,有助于延缓体重的增长。

3)饮酒问题:指导戒烟时,饮酒是另一需要提及的重要问题。饮酒量较大甚至酗酒者成功戒烟率极低。故须提醒患者在努力戒烟期间不要饮酒。酒精依赖者,有必要提出转诊接受戒烟治疗的建议。

4)正确处理容易复吸的危险情况:吸烟者戒烟时,其吸烟的冲动并没有消失。所以需要提醒尝试戒烟者注意抵御烟的诱惑。可能诱使再次吸烟的危险境况通常包括:吸烟者在工作和人际关系方面感觉不安时,心情抑郁时;外出饮酒时;戒烟者看到有人正在吸烟时。帮助吸烟者根据自己的具体情况,事先准备好有针对性的应对措施。

5)提供戒烟宣传材料,告知随访需求:向戒烟者发放戒烟宣传材料,可作为个体化咨询指导的补充。同时告知戒烟者将对其戒烟过程进行随访,并在有需要时提供进一步的帮助与指导。

第5步 安排随访(arrange follow – up)。

随访可强化戒烟效果。戒烟后的第 1 个月内,戒断症状较严重,更应注意安排随访,一般要求在 1 周、2 周、1 个月时间点均应进行随访。此后在 2 个月、3 个月和 6 个月时,需将咨询电话告知戒烟者,随时解决问题。对复吸者,可能需要加强随访咨询力度,适当增加随访次数。随访的形式可以要求戒烟者到戒烟门诊复诊,或通过电话等方式了解其戒烟情况。

(1)在随访时,应鼓励每个戒烟者就以下问题进行主动讨论:戒烟者是否从戒烟中获得益处;获得了什么益处,如咳嗽症状减轻、形象改善、自信心增强等;在戒烟方面取得了哪些成绩,如从戒烟日起完全没有吸烟、戒断症状明显减轻、自己总结的一些戒烟经验等。在戒烟过程中遇到了哪些困难,如烦躁、精神不集中、体重增加等;如何解决这些困难。戒烟药物的效果和存在的问题;及时调整用药、解决问题。今后可能遇到的困难,如不可避免的吸烟诱惑、戒烟意识的松懈等,提前教授应对技巧。

(2)对坚持戒烟者要给予表扬和鼓励。对在戒烟日后做到完全不吸烟者,都要及时祝贺并给予表扬、鼓励,使其进一步坚定戒烟信心。

(3)帮助了解戒烟药物的应用情况,考虑是否需要调整用药、保时减量。

(4)了解戒烟药物的应用情况,考虑是否需要调整用药、何时减量。

(5)解答戒烟过程中出现的戒烟症状或其他问题。

(6)讨论如何预防复吸。

2. 对于尚无戒烟意愿的吸烟者

对于本次没有准备好的戒烟者,医生应给予简短的干预,使他们产生戒烟的想法。医生使用动机访谈策略的重点是探索吸烟者的感受、信心、想法以及价值观,以求努力揭示吸烟者的矛盾心理。动机访谈有 4 个主要原则:

①共情;②发展差异;③处理阻抗;④支持自我效能。由于这是一项专业技能,因此需要对相关医务人员进行动机访谈的专业培训。咨询过程中可以使用5R方法,具体如下:

相关(relevance):对吸烟者提供的教育、劝导,要切中每位吸烟者所关心的问题,将戒烟的理由个性化(例如:自身健康状况,影响疾病预后等),使吸烟者明白戒烟是与个人密切相关的事。

危害(risk):引导吸烟者分析吸烟的短期、长期危害及被动吸烟的危害,强调与其个人关系最大的危险。比如:气促、胸部不适等急性危害,引致多种癌症、心脏病、呼吸系统疾病,损害胎儿/婴幼儿健康、阳痿、影响生育能力等长期危害。所谓的"淡烟""低焦油"烟并不能避免吸烟的危害。

益处(reward):帮助吸烟者充分认识戒烟能带来的切身益处,强调那些和吸烟者最可能相关的益处。如:症状改善、延缓衰老、促进健康、节省花销、保护孩子和家人免遭被动吸烟危害,为孩子树立榜样等。

障碍(roadblock):医生应引导吸烟者了解戒烟过程中可能遇到的各种障碍,并教授处理技巧。例如:信心不足、缺乏支持、体重增加、出现戒断症状等。

重复(repetition):动机干预需反复进行,利用每次与吸烟者接触或沟通的机会反复加强干预,不断鼓励吸烟者积极尝试戒烟。对于有过戒烟失败经历者,告知他们大多数人在成功戒烟之前往往要经过多次反复。

3. 戒烟者复吸的预防

预防复吸是戒烟过程中非常重要的环节,是戒烟者面临的最大的挑战。大多数复吸发生在戒烟后不久,尤其在最初4周,也有少数在戒烟数月甚至几年后出现复吸。对于吸烟成瘾性行为者,预防复吸的训练很有效。患者坚持没有吸烟,并不意味着患者确信"我不会再吸烟了",要提醒他们防止复吸。预防复吸干预包括:时时反思吸烟的危害和戒烟的理由;回想戒烟后已感受到的益处(如咳嗽症状减压、形象改善、自信心增强等)与成绩(如已坚持几天没吸烟),增加自信;帮助患者识别有可能导致复吸的高危因素、危险境况。提醒其不要吸一口烟。复吸通常与烦闷、抑郁等情绪,人际冲突,或者社会压力有关。通过角色扮演学习行为认知技能,如教授运用放松技术、深呼吸等方法正确处理紧张压力,辅助戒烟;学会拒绝别人敬烟的技巧,鼓励身边的人戒烟等。

戒烟期间,小的退步导致重新吸烟很普通。要鼓励吸烟者学习应对偶尔退步的方法,以阻止真正的复吸。对随访时发现的复吸者而言,医生的鼓励和支持对增强信心是十分重要的。一旦发生复吸,关键是重复明确指出:大多数人成功戒烟平均需要经历多次尝试,偶尔吸一支烟并不意味着本次戒烟的失败,所以必须帮助其重建对戒烟的乐观态度,鼓励其立即停止吸烟,重新回到不吸烟状态。重新调整方案,使之成为一次学习经历。

吸烟者需要识别可能不利于成功戒烟的因素。常见的易导致复吸的问题及可采取的相应措施如下:

(1)缺少支持:可以安排随访,解答关于戒烟症状的问题、药物治疗的副作用并讨论临床症状。帮助吸烟者寻找其周围存在的支持力量,介绍他们参加可以提供戒烟咨询或支持的组织,如戒烟门诊。

(2)心情不好或忧郁:可以说一些鼓励的话,给予治疗药物,或转诊给戒烟专家。

(3)强烈或持续戒断症状:继续提供戒烟咨询,分析戒烟症状的原因;延长戒烟使用时间或增加(或联合)药物治疗。

(4)体重增加:建议规律活动,强调健康饮食,反对严格节食。使吸烟者了解戒烟后体重增加是正常的,但也是可以自我控制的。采用可延缓体重增加的药物,如尼古丁替代药物或盐酸安非他酮缓释片等。

(5)精神萎靡不振或时常感到饥饿:告知这种感觉很常见,且是自然的反应。要进一步调查吸烟者确实没有沉溺于周期性的吸烟,建议自我奖励,强

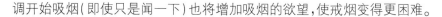

调开始吸烟(即使只是闻一下)也将增加吸烟的欲望,使戒烟变得更困难。

一旦发生真正意义上的复吸,应鼓励患者重新设定戒烟日。如果患者尚不想尝试戒烟,可询问其推迟的理由,并给予咨询指导。

对于存在尼古丁依赖性的吸烟者,上述戒烟方法经常难以成功。对这类吸烟者常需使用药物治疗。尼古丁替代疗法效果确切,它使想戒烟者在同自己的吸烟习惯、心理成瘾性作斗争的同时,用尼古丁替代物来减轻生理上的戒断症状。戒烟中逐渐降低所给的尼古丁剂量,从而使戒烟过程顺利完成。

常用的尼古丁制剂有尼古丁经皮贴片和尼古丁口胶 2 种,尼古丁喷剂尚处于试验阶段。经皮贴片中的尼古丁经皮肤稳定吸收并在体内维持一定的水平(约可达到吸烟时的 50%)。经皮贴片一般需用 8 ~ 12 周,前 4 ~ 6 周用足够剂量的尼古丁来减轻戒断症状,后 4 ~ 6 周将贴片中尼古丁剂量逐渐减少直至停用。尼古丁经皮贴片不良反应很小,常见的只是对皮肤的刺激造成局部皮肤红肿,但并不影响更换部位继续用药,少数使用经皮贴片者出现皮肤致敏。尼古丁口胶可以在咀嚼过程中缓慢释放尼古丁(咀嚼 20 ~ 30 分钟,可以释放约 90% 的尼古丁)。建议使用时间为 3 个月,但相当一部分戒烟者实际需使用更长时间。尼古丁经皮贴片和尼古丁口胶有时可以联合使用以提高效果。

不同尼古丁制剂的戒烟效果有所不同,但一般而论,尼古丁替代疗法可以使戒烟成功率较未用药时提高 1 倍以上。如 Daughton 研究显示,近 40% 的使用贴片者在 2 周后成功戒烟,而对照组仅 13%。使用尼古丁替代疗法要注意 2 个问题:一是应与其他戒烟方法联合使用;二是警惕长期使用尼古丁制剂亦有可能导致尼古丁成瘾。其他药物治疗还有可乐宁、抗抑郁药、抗焦虑药和尼古丁拮抗剂等,但效果均未确定。另有使用针灸、催眠术等帮助戒烟的报道,其作用和效果亦有待进一步探讨。

戒烟是一个复杂的过程,医生应当从社会、心理、生理等多角度帮助吸烟者戒烟,以保护其身体健康。戒烟是戒掉导致各种疾病的吸食尼古丁的习惯,从而达到治疗吸烟所引起的各种疾病的一种自控方法。

1)意志法。戒掉吸烟,意志起着决定作用,但完全靠意志戒烟也不实际,如果你决定戒烟,需将意志和不抽烟的环境结合起来才有效。

2)厌恶法。买几包不想抽的烟,在最不想抽的时候,强迫自己抽,直到对烟恶心为止。在患感冒或消化道疾病时对香烟常产生一种生理上的自然厌恶,此时戒烟效果显著。

3)恐惧法。多了解吸烟有害的书籍、广播和资料,从而产生恐惧,增强在心理和情绪上戒烟的动力。

4)代偿法。当想抽烟时,用别的东西代偿,转移兴趣的方向,如口香糖、瓜子等。

5)戒烟反应对付法。头晕时洗脸、淋浴;嘴里难受时漱口;喉咙干时喝茶、咖啡;实在想抽时叼烟斗、嚼口香糖;焦虑胸闷时做 10 次深呼吸;感到无聊时听音乐、深呼吸;疲倦时深呼吸、休息;失眠时喝牛奶、放松身体;等车等人时吃瓜子、嚼口香糖;参加宴会时避免和抽烟的人攀谈;谈话时喝茶、喝咖啡。

吸烟对健康有诸多严重危害,发达国家的经验表明,如果非医务工作人员积极参与劝阻戒烟,没有医生自身吸烟率的下降,整个国家人群的吸烟率是很难下降的,没有接受过治疗的吸烟者每年戒烟的平均比例大约为 2%,而临床医生简短的建议就会使戒烟 6 个月或 6 个月以上的人增加 2%。所以医务人员必须担负起劝阻、帮助吸烟者戒烟的责任。

四、开展公益宣传

我国是世界上最大的烟草消费国,也是世界上因烟草使用导致死亡人口最多的国家。2010 年全球成人烟草调查显示,我国吸烟人群高达 3 亿人,不吸烟人群遭受"二手烟"暴露的大约 7.4 亿。我国每年因烟草有关疾病导致

100 多万人死亡,如果烟草使用模式不改变,到 2030 年,归因于烟草使用的死亡将突破 300 万。WHO 设定 5 月 31 日为全球无烟日。吸烟成瘾不是一种行为习惯,而是一种慢性疾病,需要反复干预及多次戒烟尝试。

烟草是当今世界最大的可导致死亡的原因,在预防吸烟导致的疾病和死亡面前,医生以其特殊身份给予吸烟者健康方面的建议比其他任何人都令人信服,医生的建议也是最有效的。医务人员要承担起"拒绝烟草,引领健康"的时代重任。

但大多数医务人员并没有认识到吸烟是一个严重的公共卫生问题,医务人员对于吸烟危害知识的了解虽然高于普通人群,但对于控烟知识的掌握较为局限,系统性不强,更是缺乏戒烟的询证医学知识。在日常的医疗工作中,建议各医疗卫生机构借鉴美国癌肿学会(ACS)建议的 4 个 "A":即 ask:询问每一位来诊者,是否吸烟;advise:劝告吸烟者停止吸烟,宣传吸烟的危害和戒烟的好;assist:帮助吸烟者戒烟,提供咨询;arrange:安排下次随访时间,若未戒烟,则再次劝告戒烟。

(1)医务人员在防病治病中具有特殊的示范作用。面对烟草危害,医务人员的行为对公众具有榜样性和表率性,医务人员是人类健康习惯的预防医学引导者,是公众习性修养的示范者,在社会群体中起着示范和启迪作用。医务人员带头不吸烟可以增加人们对吸烟危害健康的可信度。美国、英国和澳大利亚的医务人员在减少烟草消耗方面起了良好的带头作用,一般人群的吸烟率显著下降。发达国家吸烟率下降的成功经验表明,只有医生吸烟率下降,才能带动全民吸烟率下降。医务人员要自觉履行维护健康的职责,带头不吸烟或戒烟,成为控烟的先锋和楷模。研究显示,不吸烟的医生对吸烟持反对态度的要高于吸烟医生。此外,医生拥有经常接触吸烟患者的机会,每年大约有 70% 的吸烟者与医生接触,这就为医生提供了大量的机会去影响患者的行为。吸烟是一种复杂、经常有药物依赖作用参与其中的社会行为,其影响因素涉及生理、心理、社会、环境等多方面。烟草控制工作是一个长期、复杂的公共卫生问题,受政策、经济、文化等诸多因素制约。目前,我国尚未建立有效的控烟制度,充分发挥医务人员的在控烟工作中的表率作用,借以推进全民控烟,是突破当前我国控烟进程障碍的关键之举。

(2)医务工作人员充分发挥职业优势,承担起劝阻吸烟者戒烟的责任和义务。烟草依赖是一种慢性成瘾性疾病,与对其他成瘾性物质依赖的人一样,烟草使用者自己戒烟困难比较大,医务人员应积极向吸烟者提供戒烟支持和帮助。每年有70%～90%的吸烟者与医生接触,戒烟成功的病例中,大约有70%要归功于医生的帮助。一方面,医生被看作健康的维护者,他们的行为被视为楷模和榜样,医生对人们的劝告会产生良好的效果;此外,医务人员具有完备的医学知识,在健康方面的建议最容易为患者所接受。将询问吸烟纳入医生的首诊制度中,对于吸烟者,医生对其吸烟行为给予一定的关注和指导,劝吸烟者戒除不良行为,采取健康的生活方式就会对吸烟者的行为发生实质的改变,提高和享有生命质量。根据患者的健康状况提出合理的建议,并利用这个机会,做好控烟的宣传工作。戒烟服务内容包括医务工作者提供的简短的常规戒烟建议,戒烟热线以及戒烟药物治疗。总之,控烟是一项复杂的长期的系统工程,需要政府、部门、媒体和个人多方面的努力。医务人员对控烟工作起着重要作用,一方面要以身作则,自觉抵制烟草的诱惑,带头不吸烟或戒烟,另一方面把控烟工作融入日常诊治工作中,劝阻就诊的吸烟患者戒烟和提供戒烟帮助,成为控烟的先锋和楷模,显著提高吸烟者戒烟成功率,减少与吸烟相关疾病从而进一步推动我国控制烟草危害工作。

(3)采用正确的医学方法。吸烟者,不仅是不良习惯的沾染者,也是一种慢性疾病患者,应该得到医务工作者的帮助。采取专业行动更为重要,除了要让患者在观念上认识到戒烟的必要性,还需要采用至少一种戒烟方法。资料显示,吸烟者若只靠毅力戒烟,成功率只有3%～5%,若辅以有效的药物治疗,成功率可加倍;若能提供戒烟咨询,可进一步增加戒烟的成功率。在医学院校开设控烟健康教育课程,可以为医院健康教育提供人员基础,便于开展医生控烟健康教育:一方面,应加强吸烟危害健康知识宣传。研究显示医生对吸烟危害的认识并不全面,尽管已经普遍掌握了吸烟对冠心病、肺癌、慢性支气管病的影响,但对于吸烟及被动吸烟与糖尿病、子宫颈癌和儿童中耳炎等的关系了解较少。另一方面,应加强医生控烟干预知识和技能培训。戒烟门诊和健康教育科以外的其他科室医生也应主动对患者进行控烟健康教育,这就需要掌握实施控烟健康教育的干预方法。此外,还应加强医生职业道德教育,使医生明确自己在控烟工作中的责任,珍视医生在患者心中的形象,做好表率作用。不过,有研究表明,对在院医务人员进行一年的戒烟方面的健康教育,其结果显示的吸烟率和戒烟率未得到明显改变,提示控烟工作是一项长期艰巨的工作,需要不断地强化。

(4)创建无烟医疗机构。创建无烟医院,给患者创造一个无烟的就诊环境,不仅可以制约医务人员的吸烟行为,同时也促使医务人员增强为患者提供戒烟服务的意识。首先,医院内禁止吸烟,需要医务人员积极参与,带头戒烟或者不在医院内吸烟;其次,医务人员可以从专业角度向吸烟者及其家属传播控烟知识,提供劝阻和戒烟指导;再次,医务人员还能利用自己在政府和社区领导中的影响力,向他们宣传烟草控制的政策。医院内部要成立控烟领导小组,将控烟纳入医院的工作规划,医院领导要带头不吸烟;制定控烟考评奖惩制度,激励职工积极戒烟;开展多种形式的控烟宣传和教育,提高医务人员对烟草危害的认识;完善禁烟标识,设置室外吸烟区,实现室内完全禁烟;配备控烟监督员和巡查员,有效约束医务人员当众吸烟;医院内小卖部禁止销售香烟,减少烟草制品来源;设置戒烟门诊,提供戒烟建议和指导。不同医院之间建立合作机制,加强戒烟的合作与交流。

(5)利用重大节假日,采用不同类型的宣传方式。①走进社区:讲解吸烟的危害和如何戒烟,举办烟草危害专业知识讲座;开展专业戒烟咨询,在社区设立专业戒烟咨询中心;针对重点人群重点区域进行宣传;发放控烟宣传资料,张贴禁烟标志。②走进学校:控制青少年吸烟,创建"无烟学校"。③走进家庭:为了孩子的健康,为了孩子不吸"二手烟",为了孩子以后不吸烟。树立从小不吸烟的意识,培养自我保护能力,远离烟草危害。

医务人员作为健康的维护者、倡导者和健康知识的传播者,其吸烟状况、吸烟态度及行为会直接影响公众对健康行为的选择。医生对吸烟的态度影响着整个人群的吸烟行为。医务人员在公共场所自觉做到不吸烟、不敬烟。"戒烟我先行——从我做起,给患者更多专业帮助"是医务人员在控烟工作中所肩负的责任和使命!控烟工作任重而道远,医务人员应勇挑重担,带头禁烟,并做好全面禁烟宣传工作,创造一个无烟的良好环境,让人们在清新的空气中工作和生活。

戒烟的科普教育

烟草危害是当今世界最严重的公共卫生问题之一,控制烟草危害已成为全世界的共识。大量研究证据表明,戒烟可降低或消除吸烟导致的健康危害。任何人在任何年龄戒烟均可获益,且戒烟越早、持续时间越长,健康获益就越大。然而,无论是普通人群还是医生人群,除认知到吸烟有害健康,并支持国家的控烟法律外,对个体而言产生,认知到吸烟有害健康与自己不吸烟并不能画等号。因此,在公共场所禁烟及运用市场、法律等手段降低新增吸烟人群及减少烟草消费外,对吸烟个体而言,最重要的一环仍是成功戒烟。除认知到"吸烟有害健康"外,研究表明,公众对于"戒烟"本身的概念仅维持在较低的水平,相当于"知"和"行"的差距。本节重点介绍对医生、公众及媒体三种人群的科普。

一、对医务人员的科普教育

无论是医生还是大众,均认为医务人员对于吸烟危害的认知最为清楚,且对于戒烟的益处最为明确。但医务人员的戒烟科普教育,之所以能成为一个问题,应从戒烟运动的起源说起。

医务人员对吸烟的危害并非"自古以来",甚至晚至 20 世纪 40 年代才开始确定。从 20 世纪 40 年代开始,英国牛津大学 RichardDoll 爵士和他的助手 Richardpeto 爵士,追踪 4 万名英国的注册医生,当时医生吸烟率高达 70%。在 50 多年的研究过程中,在英国各类医学期刊上发表了大量论文,使英国医生认识到,吸烟是导致医生和他们患者早逝的主要原因。随之医生的吸烟行为开始转变,目前医生的吸烟率仅为 2%。半个多世纪以来,发达国家控烟较成功的重要经验之一是:先有医生吸烟率下降,才有全民吸烟率的下降。除上述的英国外,美国 2005 年全民吸烟率约为 25%,而医生吸烟率为 9%。

因此在远在全球性的戒烟文本《世界卫生组织烟草控制框架公约》出现以前,医生群体自身的科普及戒烟运动即已开始,方才出现全球性的戒烟控烟运动。

2005 年,姜垣等为了解中国医务人员的吸烟状况及其影响因素,对天津、哈尔滨、兰州、成都、武汉和广州 6 个城市医生吸烟状况进行了调查。医生总吸烟率为 25.8%,其中男性为 45.8%,女性为 1.3%,40~60 岁组男性医生吸烟率最高,超过 50.0%。外科医生吸烟率达到 48.1%,超过其他科别医生。吸烟的人中,目前每天吸烟的人占 23.1%,其中男性为 41.0%,女性为 1.0%。6 个城市医生总戒烟率为 10.6%。该研究结果可谓触目惊心。本应成为戒烟控烟榜样的医生自身吸烟率与普通人群无异,而某些年龄组吸烟率超过 50%,戒烟率也远远低于戒烟门诊的戒烟率。2016 年,戴悦等报道了采用 Meta 分析和系统综述方法,评价我国医生吸烟率、成功戒烟率及控烟行为现状。总体吸烟率为 22.3%,男性为 38.9%,女性为 0.7%。总吸烟率随研究时间略有增长,东部地区医生总吸烟率高于中西部地区,戒烟率仅为 8.8%。10 年来,我国经过了《公约》生效,作为《烟草控制框架公约》的缔约方,我国曾承诺于 2011 年 1 月前在室内公共场所实现全面禁烟,但时至今日这个承诺仍然没有兑现完成。退而求其次,2011 年国家卫生部及军事卫生机构发布了《关于 2011 年起全国医疗卫生系统全面禁烟的决定》,该决定仍然未全面兑现。证明 10 年来仅仅在医务人员当中,戒烟及控烟工作效果就极差。证明医生群体自身同样需要接受戒烟与控烟科普教育,且其中有巨大的努力空间。

研究表明,如果患者看到医生吸烟,就不会相信吸烟的危害,所以医生是劝导患者不吸烟的最佳人选。吸烟者每年戒烟的平均比例约为 2%,而医生简短的建议就会使戒烟率提高 1 倍。有研究显示,医生劝患者戒烟 3 分钟以下,患者戒烟成功率能增加 30%;医生劝戒烟 3~10 分钟,患者戒烟成功率就增加 60%;医生劝戒烟 10 分钟以上,患者戒烟成功率增加 130%。所以,医生对中国整体控烟事业的成功起着关键作用。

2015 年,一项在中部某省首个设立戒烟门诊的三甲医院的一项医生控烟与戒烟研究表明,该院在 2010 年就制定了医院控烟工作制度及奖惩制度。被调查的 923 人中总的吸烟人数为 169 人,吸烟率为 18.31%;男性吸烟率为 48.56%,外科医生为 46.90%,内科医生为 16.75%(34/203),护理人员为 0.00%(0/423),医技人员为 26.87%,行政后勤人员为 57.64%(49/85)。知道世界无烟日的仅有 422 人,知晓率为 45.72%;吸烟可导致肺癌知晓率为 83.21%;尼古丁替代疗法知晓率为 29.90%。接受过戒烟方法和技巧培训者占 33.15%。而医院 9 名领导中,有 3 名吸烟。

2011 年在协和医院的一项研究则表明,在该院杨功焕的《1996 年全国吸烟行为的流行病学调查》中指出,现在吸烟者中仅有 16.8% 的人想戒烟。而《控烟与中国未来:中外专家中国烟草使用与烟草控制联合评估报告》中指出,在吸烟人群中不打算戒烟的比例 2002 年为 44%,2010 年为 44.9%。吸烟患者中,不希望戒烟的患者所占的比例仅为 10.7%,而希望戒烟的患者所占的比例则高达 85.7%,吸烟的入院患者人群的戒烟意愿要明显强于普通人群。总是劝告吸烟患者戒烟的医生占 67.3%;有时劝告吸烟患者戒烟的医生数为 26 人,占 26.5%;偶尔劝告吸烟患者戒烟的医生占 4.1%;从不劝告吸烟患者戒烟的医生占 2.0%。总是专门为接受戒烟治疗的患者安排随诊的医生数为 4 人，占 4.1%；有时专门为接受戒烟治疗的患者安排随诊的医生占 4.1%；偶尔专门为接受戒烟治疗的患者安排随诊的医生占 20.4%；从不专门为接受戒烟治疗的患者安排随诊的医生占 71.4%。

以上地区最好医院及全国最好医院的控烟与戒烟情况，证明即使在最好的医院当中，医务人员对戒烟与控烟的认识仍不尽如人意。

对于吸烟者而言，戒烟是一件很困难的事，多数人都清楚吸烟有害，但烟瘾却让人无法自拔。戒烟门诊从心理、生理等多角度来帮助吸烟者完成戒烟过程。据了解，烟民靠意志力戒烟的成功率仅为 3%，求助戒烟门诊的成功率可以达到 30%。

WHO 将烟草依赖定义为一种慢性病，且是一种需要治疗的疾病。这一定义不仅在普通吸烟人群中知道比例较少，且在医生中，协和医院医生了解的比例仍不超过 70%。为吸烟患者提供包括行为/心理干预、戒烟药物治疗、推荐至专业的戒烟机构等在内的强化戒烟干预的医生比例却仅有不到 30%。知道尼古丁替代疗法可以治疗尼古丁/烟草依赖的医生比例为 61.2%，知道伐尼克兰可以治疗尼古丁/烟草依赖的医生比例为 29.6%，而知道安非他酮可以治疗尼古丁/烟草依赖的医生比例仅为 15.3%。更为严重的是，仅有 4.1% 的被调查医生总是为接受戒烟治疗的患者安排随诊，而从不为接受戒烟治疗的患者安排随诊的医生比例则高达 71.4%。此外，2011 年协和医院研究表明，尝试戒烟者中，使用"干戒"方法的患者占 95.0%；仅有 5% 的患者尝试过"干戒"法以外的戒烟方法。且仅有 2% 的患者曾接受戒烟指导。仅有极少数吸烟患者得到过医生的戒烟指导，这很可能是导致中国吸烟患者戒烟成功率不高的原因之一。较为乐观的数字是，5.4% 的吸烟患者和 4.4% 的已戒烟患者会对医生问患者吸烟状况并劝告戒烟感到反感。

另一项研究表明，医生自身吸烟原因前 2 位是可以放松（71.8%）和提神

（67.1%），提示中年男性吸烟率较高，可能与需要缓解其社会角色与家庭角色所赋予的责任所带来较大的精神压力有关。而外科医生普遍反映，每日多台手术导致身体的疲劳也是吸烟的重要原因。

从我国医生吸烟的心理成因来看，与发达国家的戒烟控烟水平有着巨大的差异。但同样不能粗暴地将原因定义为"无医德"及"无责任心"，作为推动控烟进程的主体，医务人员完全知晓吸烟对身体的危害。同时，从心理层面而言，由于医疗工作中包含大量加班、夜班等严重影响作息的生活习惯，医生当中即使是不吸烟人群，出现高血压、糖尿病及冠心病的比例同样不比普通人群低。冠心病防治手册中给出的规律饮食及运动的建议，对于大多数医生而言，较为奢侈。因此医生的生活与工作本身就作为最不健康的工种之一。因此也抱着"债多了不愁"的态度吸烟。而门诊巨大的流量及大量的手术使医生在工作之中疲于奔命，在工作间隙大量吸烟。

因此解决医生吸烟问题的病因其一在于紧缺的医生资源与飞速增长的疾患之间的矛盾。另一原因在于我国的医疗教育课程设置中，除内科学中有部分提及吸烟危害外，并无特定章节说明戒烟与控烟知识的教育。

但笔者对于医生总体对于戒烟与控烟的主力及前景深信不疑。因为医生整体对吸烟的危害有着具体的认识，此外关于控烟的基础知识与实践，难度并不高于掌握读几个典型 X 线片的难度。经过少数课时的讲座，了解烟草成瘾是一种疾病，且可通过门诊干预进行治疗，存在尼古丁替代治疗，并懂得如何制订戒烟药物治疗计划，经过简单实践即可成为一名戒烟门诊医生。

但其难度，首先在于接受科普后，愿意戒烟，尤其是愿意接近戒烟门诊干预。其中包含我国文化上的原因及不愿因"个人习惯"被同事治疗的思想。对于这一原因，笔者认为如医务人员不是在公共吸烟，不宜简单使用道德武器及行政命令干预，导致吸烟的医生更加隐藏在角落里吸烟，对自身及家人的健康造成伤害。

二、对于公众的科普教育

前文从法律、经济及医生戒烟的榜样作用等角度阐述控烟。然而,控烟工作并不仅仅是科学与经济,也并非法律能完全解决的问题。在未吸烟者吸烟前、吸烟早期,吸烟与控烟的问题在早期与医学的相关性仍然较远,且医务人员较难对其产生影响,更难以进行干预。因为在早期,吸烟更多是一种文化与传媒问题,甚至只是文化与传媒问题对心理产生影响,进而推动非吸烟者,尤其是青少年开始吸烟。

吸烟对人体健康来说有百害而无一利。这不仅仅是对于吸烟者来说,对于身处吸烟者周围的人来说,所受到的危害更大。这种危害已成为社会的共识,研究中发现,即使是吸烟人群,这一共识同样得到普遍承认。但总的来说,中国控烟行动收效甚微,其中一个重要原因就是没有深刻认识到吸烟是一种文化现象,没有认真剖析烟民文化。

香烟依赖既包括生理因素和心理因素,也包括文化因素。首先按普通烟民抽烟伊始的文化动力、烟民日常抽烟的文化维持、烟民戒烟的文化压力的逻辑顺序阐述烟民文化的机理,而对烟民自己的生理成瘾和心理依赖因素不作评析;另一方面剖析烟民文化的社会形态。

其一,抽烟者个人对中国香烟文化的误读:抽烟是成熟的表现。在大量的影视作品中,工地、厂房、车间、学校等地方,天真且懵懵懂懂的青少年容易把一个人抽烟与否误读为是判断一个人成熟与否的标志。人在青少年时期,处于生理、心理发育尚未成热、完善的阶段,总想追求成人的一些行为方式,有的人错误地认为吸烟"很帅气""有风度""有气派""沉稳",吸烟说明自己就是"大人"了,因而花费大笔费用抽烟,借此来炫耀自己,以彰显自己的"成熟""魅力""与众不同"。

其二,大众传媒的不良引导。"我想念你的笑,想念你的外套,想念你的白色袜子和你身上的味道,我想念你的吻和手指淡淡烟草的味道……"这是一曲经久不衰的歌,曲调悠长哀怨,深具穿透力。这种女士对男人吸烟的抽象渴望会激励更多的男人吸烟。类似的例证还有电影《给我一支烟》。然而,实际上,女士对男士吸烟是深恶痛绝的。由于吸烟而带来的家庭问题比比皆是,占家庭问题生成原因的23%。青少年涉世不深,喜欢盲目模仿,对电影、电视、小说中的各种偶像了如指掌,并且崇拜得五体投地,当看到他们的偶像或剧中人物"优雅""潇洒"地吞云吐雾时,往往心向往之,从而模仿着寻找共鸣,坠入吸烟队列中。

其三,身边人物的不良影响。人在社会化的过程中可能会模仿身边的人,如抽烟的教师、家长、朋友、同学等。青少年单纯,乐于交往,喜欢成群结伙,而《上海滩》《英雄本色》《古惑仔》等作品中,抽着烟大讲"哥们儿义气""姐妹情深",崇尚"有福同享,有难同当",他们相互影响,一旦一人吸烟,很容易"传染"成片,"是朋友来一口,不是朋友赶快走"是这类青少年的口头禅。还有些无知的女青年听说吸烟能减肥,为追求苗条而吸烟上瘾。

其四,盲目从众的文化心理需求。烟民容易形成一种松散的自组织群体,大家散烟一圈,开始谈圈内的话题。在绝大多数男人都吸烟的社会环境中"中国超过15岁的男性中60%都抽烟",不抽烟的个别人会感觉被边缘化;吸烟是融入群体的需要,要升迁的不吸烟者会被认为没有群众基础。学会抽烟变相地成了一种政治任务,因为国家财政部门也还在报销用于购买卷烟的开支,变相地鼓励吸烟行为。

学历层次越高的人中吸烟的人所占的比重越小。城市低于乡村,大城市低于中小城市。我国最发达的北京、上海市,吸烟的人相对少,吸烟行为也越不被提倡。零点的调查显示,文化教育程度与吸烟率、吸烟量显著相关,基本呈反比关系,即文化教育程度越高者,吸烟率和吸烟量两个指标都很低。

文化教育程度越低者正好相反。随着国民素质的不断提高,估计这种关系还会延续下去。"从吸烟率来看,研究生以上学历的人群中,吸烟率为21.2%,而小学以下学历的人群中的吸烟率为34.5%,是研究生以上学历人群的1.6倍。从日均吸烟量来看,研究生以上学历的人群中,日均吸烟量为14.6支,而小学以下学历的人群中的日均吸烟量为19.4支,是研究生以上学历人群的1.3倍。"这说明,人的知识储备越丰富,文化程度越高越倾向于不吸烟。

以上为青少年吸烟的文化成因。

对于成人而言,中国卷烟的装潢极具美感,越是高档的卷烟,包装越精美,使吸烟者爱不释手。精美的烟盒,奢华的打火机,潇洒的吸烟派头使许多年轻人对吸烟流连忘返。而且,正如前文所述,卷烟也具备区分人的层级的文化功能。这一文化功能的实现依赖于高档烟的华贵气派的外观。吸高档烟的消费者心理充盈着社会分层上的优越感。而对卷烟进行强制外包装,减少卷烟的美感,将对卷烟的消费欲求局限在生理领域,让那些以吸高档烟为荣的人感觉吸烟很没档次,让人们感觉到吸烟是一种恶习,以公共政策阻止和减少对卷烟的社会文化需求是政府的社会责任。

因此针对大众的科普与宣传,包括成人与青少年的科普与宣传,其重点便与对医务人员的科普不同。医务人员的科普重在激发医务人员对身体健康的重视及对职业的荣誉感。因此可以采取客观且理性,倡导科学的方式。而对于大众,则应当以文化诱导为主。

近年来,控烟首发报道总量显著增加,而报道的平均转载率却下降明显,报道内容的持续重复、"换汤不换药"等原因导致控烟报道逐渐乏力。

依据心理学基本理论,人们的精神分为意识与潜意识,在意识层面的宣传,如"吸烟有害健康""不要让他人吸二手烟""吸烟导致肺癌""倡导无烟社会"等只能产生一时的语句泛滥,之后,控烟的语言便逐渐乏力,从而失去原有的宣传效果,甚至于产生反作用。尤其在文化传播领域,如果政策与相关机构满足于政治正确、合法与道德正确，那么文化传媒领域永远将被吸烟文化占领。

我国的政治语言及官方媒体的原型到目前为止仍然源于过去井冈山及延安遗留下来的"革命语言"，起初宣传对象为广大文化程度不高的农民，而经过大半个世纪的发展，我国已进入发展中国家的高级水平，文盲率较前大为降低，人们的文化生活空前丰富。

作为一个拥有五千年文明的古国，从文化上而言，我国拥有世界上最为丰富的文学遗产，因此古时宣传正确的思想时，讲究言辞优美、铿锵有力，文雅且富于深意，所以称为文明古国。但从新中国成立后开始兴起的"革命语言"及"大字报语言"用于宣传任何观点都只能起到反作用。过去，通过强行结扎可以达到计划生育目的，而类似"该流不流，扒房牵牛"之类的宣传，只能引起仇恨与鄙视。在相对"美"的吸烟文化对抗下，使用不美的语言，不论其背后的医学常识与科学原理多么深厚，均无法从文化与心理的角度上破除人们的"心理烟瘾"。从文艺心理的角度而言，人的精神在感知"美"与"丑"的事物，远比"吸烟有害无害"要敏感得多。

重复、空洞且带有自身优越感的文本，无论用来表达何种信息，低质的文本始终是低质的文本，无法对抗强势的文本，这是戒烟与控烟宣传的根本所在。

因此，为对抗吸烟文化的"广义文本"，必须引入另一种美的文本进行对抗。控烟与戒烟较为成功的国家，如英、日、韩等国带来的画面感，是值得学习的。与"兄弟义气""气派""粗犷"等与吸烟相关的文化标签相对，目前流行于世界的文化元素，如"台湾小清新""韩流""日式小清新""法式浪漫""新英伦风"等风潮均不以吸烟为卖点。因此与"华丽""奢侈""哥们儿义气"等吸烟文化载体相对抗的文化元素，应选择如"精致""清洁""洁白""阳光"甚至是"萌"为特点进行控烟包装，才可能在大众领域争夺到注意力。

　　此外,在成人领域,倡导"养生"与"朴实"等为卖点的戒烟与控烟文化才可能吸引到成人的眼球。其后帮助愿意戒烟的人群了解到烟瘾是一种慢性疾患,并且是一种可以治疗的疾患,即可从科普角度上达到目的。大众科普的传播,需要的信息量并不庞大,但所需的精力、智慧与创造力也要求较高。滥用道德理想,为了服从于说服,夸张、过分强调以及删减科学信息都只会适得其反。而不具可行性的控烟运动即使引爆舆论、造成了影响也只能伤害控烟主体的权威和信誉,滥用道德审判(比如以"消灭烟民"的姿态控烟)同样会动摇自身的合法性和接受度。

　　综上,从公众及媒体的角度上,控烟工作的缺失相较于法律更加明显。对于控烟文化、宣传戒烟文本的修辞、修饰与包装,原本是我国的强项,但半个多世纪以来对于精英文化的抛弃及过于泛滥的直白式打油诗及甩包袱使得我们需要学习如何使用优美、高效的语言不带压迫感地传播控烟与戒烟,为健康与阳光之美而努力。

　　作为发展中国家,我国在控烟与戒烟方面并非落后在科学技术上。相反,医学领域上的技术与西方几乎同步,法律层面的建设明显落后。而不合理的烟草经济制度与文化传播层面的落后则存在时代性的差别。

参考文献

[1] Chan SS, Leung DY, Abdullah AS, et al. Smoking – cessation and adherence intervention among Chinese patients with erectile dysfunction[J]. Am J Prev Med, 2010, 39(3):251 –258.

[2] 吴司南.北京三级甲等医院住院患者和主管医师对戒烟的知识和态度[D].北京:北京协和医学院,2011.

[3] 周胜亮.医院控烟现状、困境及对策分析——以南昌市某三甲医院控烟实践为例[D].

南昌:南昌大学,2015.

[4] 戴悦,张宝泉,孙红,等.我国医生吸烟率、戒烟率及控烟行为的系统研究[J].中国现代医学杂志,2016,26(4):88-92.

[5] 贾会荣,张培玲.戒烟健康教育新模式探讨[J].河南职工医学院学报,2012,24(2):200-201.

[6] 姜垣,魏小帅,陶金,等.中国六城市医生吸烟状况[J].中国健康教育,2005,21(6):403-407.

[7] 卫生部,国家中医药管理局,总后勤部卫生部,武警部队后勤部关于2011年起全国医疗卫生系统全面禁烟的决定[EB/OL].[2009-05-22].http://www.gov.cn/zwgk/zwgk/2009-05/22/content-1321944.htm.

[8] 胡百精,黄彪文,冯雯婷.大众媒体控烟传播对策探讨:媒体话语、意见领袖与控烟文化[J].中国健康教育,2012,28(12)1064-1066.

[9] 陆艾艾.实现有效控烟需要全社会协调动作[N].经济日报,2005-06-06

[10] 史晓丽,韩泽红.健康教育联合行为干预对冠心病患者戒烟行为的影响[J].长治医学院学报,2011,25(1):65-66

[11] 潘冰莹,刘伟佳,徐浩峰.广州市医生吸烟及控烟知识、态度、行为现况调查分析[J].中国健康教育,2005,21(12):891-894.

[12] 张伟.吸烟的文化机理与控制烟害的文化手段研究[J].太原师范学院学报(社会科学版),2010,9(3):32-35.

[13] 零点研究集团.调查显示中国烟民文化程度越高吸烟率越低[N].南方日报,2007-09-24.

[14] 张永芬.谈青少年烟民的形成与行为治理[J].青少年学刊,2006(6):32-34.

[15] 我国现有烟民数达3.5亿,超15岁男性中60%都抽烟[N].新晚报,2009-05-31.

[16] 徐贲.明亮的对话[M].北京:中信出版社,2014.

心血管病患者戒烟处方中国专家共识

戒烟可降低心血管疾病发病和死亡风险。戒烟的长期获益至少等同于目前常用的冠心病二级预防药物如阿司匹林和他汀类药物，戒烟也是挽救生命最经济有效的干预手段。作为冠心病一级预防和二级预防的最重要措施之一，戒烟具有优良的成本－效益比。本共识在前两版《中国心血管医生戒烟干预共识》的基础上修订，主要提供给临床医生具体的戒烟方法和技巧，以提高我国心血管医生戒烟干预能力。

一、吸烟的危害与戒烟的益处

1. 吸烟的危害

吸烟使首次发生心肌梗死时间提前 10 年，急性心肌梗死发病风险增加 7 倍。每日吸烟量越大，其风险越高。吸烟也使晚期和极晚期支架内血栓形成风险增加 1.55 倍，冠状动脉支架植入术后(PCI)的死亡相对风险增加 1.76 倍，发生 Q 波心肌梗死的相对风险增加 2.08 倍。另外，猝死的相对危险升高 3 倍以上。

2. 戒烟的益处

戒烟使冠心病远期死亡风险降低 36%，远高于任何一项其他二级预防措施(他汀降低 29%,β-阻滞剂降低 23%,ACE 抑制剂降低 23%,阿司匹林降低 15%)。戒烟使 PCI 术后心血管死亡相对风险降低 44%,使冠状动脉旁路移植术后的心血管死亡相对风险降低 75%,再血管化相对风险降低 41%。戒烟还有其他方面的意义:心脏骤停的绝对风险降低 8%;因心力衰竭再住院或死亡风险降低 40%。

二、心血管疾病相关指南对吸烟行为的治疗建议

在欧美和我国心血管疾病相关指南中,均将戒烟列为重要干预措施,归纳起来有三点:

第一,针对心血管疾病一级预防,对年龄 20 岁以上的所有成人,需要评估吸烟情况,并建议戒烟。

第二,针对心血管疾病二级预防,所有冠状动脉粥样硬化和/或外周血管动脉硬化患者,需要评估吸烟情况,并建议戒烟。

第三,特别强调需要戒烟的疾病包括:PCI 围手术期和术后、冠状动脉旁路移植术围手术期和术后、慢性稳定性心绞痛、不稳定性心绞痛/非 ST 段抬高心肌梗死、ST 段抬高心肌梗死和外周血管疾病等。

表 1　心血管疾病相关指南对心血管病患者戒烟建议证据列表

推荐	推荐级别	证据水平	GRADE#	参考文献
吸烟是心血管疾病一个强大的独立危险因素,必须避免	I	B	强	(11)(12)
被动吸烟增加心血管疾病的风险,要避免	I	B	强	(13)(14)
必须鼓励年轻人不吸烟	I	C	强	(15)
应对所有的吸烟者建议戒烟并提供戒烟指导	I	A	强	(16)

GRADE(Grading of Recommendations Assessment, Development and Evaluation)为卫生保健的系统评价及推荐意见提供了一种总结证据并呈现结果的透明化结构化方法,包括证据质量。推荐强度以强/弱(或表述为"有条件的"/"任意的")作为特征。

三、烟草依赖是一种慢性高复发性疾病

1998 年世界卫生组织正式将烟草依赖作为一种慢性高复发性疾病列入国际疾病分类（ICD－10）（F17.2）。按照世界卫生组织国际疾病分类 ICD－10 诊断标准，在过去一年内体验过或表现出下列六条中的至少三条可确诊烟草依赖综合征。①对吸烟的强烈渴望或冲动感；②对吸烟行为的开始、结束及剂量难以控制；③当吸烟被终止或减少时出现生理戒断状态。④耐受性增加，必须使用较高剂量的烟草才能获得过去较低剂量的效应；⑤因吸烟逐渐忽视其他的快乐或兴趣，在获取、使用烟草或从其作用中恢复过来所花费的时间逐渐增加；⑥坚持吸烟不顾其明显的危害性后果，如过度吸烟引起相关疾病后仍然继续吸烟。核心特征是患者明确知道自己的行为有害但却无法自控。

复吸的患者或已经患有心血管疾病的患者，经过吸烟危害教育，仍然吸烟，提示存在烟草依赖。烟草依赖程度可根据国际通用的尼古丁依赖量表（Fagerström Test for Nicotine Dependence，FTND）得分来确定（表 2）。该量表分值范围 0～10 分。不同分值代表依赖程度分别是：0～3 分为轻度依赖；4～6 分为中度依赖；≥7 分提示高度依赖。其中"晨起后 5 分钟内吸第一支烟"是烟草依赖最有效的判断方法。当 FTND≥4 分时，提示戒烟过程中容易出现戒断症状，并且容易复吸，强烈提示需要戒烟药物辅助治疗及持续心理支持治疗。

表 2　尼古丁依赖程度评估表

评估内容	0 分	1 分	2 分	3 分
晨起后多长时间吸第一支烟	>60 分钟	31～60 分钟	6～30 分钟	≤5 分钟
在禁烟场所是否很难控制吸烟需求	否	是		

评估内容	0 分	1 分	2 分	3 分
哪一支烟最不愿放弃	其他时间	晨起第一支		
每天吸多少支	≤10 支	11～20 支	21～30 支	>30 支
晨起第一个小时是否比其他时间吸烟多	否	是		
卧病在床时仍吸烟吗	否	是		

注:积分 0～3 分为轻度依赖;4～6 分为中度依赖;≥7 分提示高度依赖。

四、烟草依赖干预方案

引起烟草依赖的因素包括生物因素、心理因素和社会文化因素。因此烟草依赖戒断的过程需要医生指导,包括针对心理依赖和生理依赖的治疗。治疗原则包括:①医生以身作则,做好示范作用。②重视宣传教育,抓住一切机会进行戒烟教育。③非药物干预:给予心理支持治疗和行为指导。④药物干预:给予戒烟药物治疗。⑤随访。

1. 医生的示范效应

在英国、澳大利亚和冰岛,男性医生吸烟率仅为 2%～5%。各国医生自觉做到不在患者面前吸烟。在我国,56% 的男性医生吸烟,33% 的男性心血管医生吸烟,还有不少医生在患者面前吸烟。2009 年我国卫生部出台《2011 年起全国医疗卫生机构全面禁烟决定》,将工作人员戒烟、不在工作场所和公共场所吸烟、宣传烟草危害知识、劝阻吸烟和提供戒烟服务等指标纳入《医院管理评价指南》《各级疾病预防控制中心基本职责》以及其他医疗卫生机构管理规定。规定军地各级各类医疗机构应建立首诊询问吸烟史制度,并将其纳入病历考核标准,为吸烟患者提供戒烟指导。

2. 重视戒烟教育

了解吸烟危害和戒烟获益的相关知识是戒烟的强动力。呼吁心血管医生抓住一切机会,尽一切能力,利用各种渠道进行戒烟教育。任何时候都可以介入,包括接诊时、冠状动脉介入术前后、冠状动脉旁路移植术前后、发生急性心脏事件后。尽可能多进行科普讲座或撰写科普文章,营造控烟氛围。面对吸烟者,医师的态度一定要坚决,应该像对待高血压和高血脂一样的态度对待吸烟者,像了解降压药和降脂药一样熟悉戒烟药,促进患者戒烟。

3. 非药物干预:心理支持治疗和行为指导

大多数吸烟者认为自己想戒烟就能戒烟。实际上,这种戒烟持续 1 年以上的成功率不到 5%,戒烟需要临床医生指导。

(1)戒烟的通常模式(表 3)。进行戒烟治疗之前,医生应首先了解戒烟者的戒烟模式,在不同阶段吸烟者对问题的看法和认识不同。对尚未准备戒烟者和准备戒烟者需要给予不同的戒烟指导。

(2)戒烟干预模式:根据世界卫生组织的建议,对愿意戒烟者采用 5A 法帮助患者戒烟,对不愿意戒烟者采用 5R 法增强吸烟者戒烟动机。

表 3　戒烟的通常模式

尚未准备戒烟期	在未来的 6 个月内尚未打算戒烟
戒烟思考期	打算在未来的 6 个月内开始戒烟
戒烟准备期	打算在未来 1 个月内开始戒烟
戒烟行动期	已经戒烟,但时间少于 6 个月
戒断维持期	保持无烟状态达 6 个月以上
复吸期	保持无烟状态一段时间后重新再吸

(3)戒断症状的识别和处理:戒断症状是烟草依赖的主要表现。表现为戒烟后出现烦躁不安、易怒、焦虑、情绪低落、注意力不集中、失眠、心率降低、

食欲增加、体重增加、口腔溃疡、咳嗽流涕等。一般停止吸烟后一天内出现戒断症状,在戒烟前 14 天最为强烈,并在戒烟大约 1 个月后减弱,可能持续长达 6 个月。不同国家对戒断症状发生率的文献报道显示,大约 50% 的戒烟者会出现戒断症状。一项研究评价戒断症状的危害,结果表明有戒断症状的患者心境状态量表(Production and Operations Management Society,POMS)评分近似精神科门诊患者的水平,并与戒烟后患者体内激素分泌异常相关,包括促肾上腺皮质激素、皮质醇及催乳素水平升高。精神应激和激素分泌异常是急性心血管事件发生的重要危险因子,强烈建议接受冠状动脉介入治疗、冠状动脉旁路移植术以及发生心肌梗死的吸烟患者使用戒烟药物戒烟,以减弱神经内分泌紊乱导致的心血管系统损害。

1)戒断症状的识别建议:对于门诊患者:注意询问是否有戒烟史,筛选出曾经戒烟但复吸的患者。"曾戒烟失败"这一特征提示该患者具备戒烟意愿,但存在生理依赖或心理依赖,需要接受戒烟药物治疗。

对于住院患者:应注意观察患者住院期间是否仍在吸烟、是否因不能吸烟而发生烦躁/抑郁情绪、失眠、易激惹、挫折感、愤怒、焦虑、难于集中注意力、坐立不安等不良反应,以筛选出有潜在戒断症状的患者,及时予以戒烟药物帮助。

2)戒断症状的处理建议:戒烟前应该给吸烟者的一些忠告包括:不要存留卷烟、打火机和其他吸烟用具;在过去总是吸烟的地方和场合放置一些警示牌,例如"起床时不要吸烟""饭后不要吸烟"等。增加不能吸烟的时间和场所;当特别想吸烟时,试着忍耐几分钟不吸烟。对那些迫不及待要吸烟的人也可以试试想象训练,做一些事情分散注意力,如刷牙、织毛衣、运动、种花、嘴里嚼些东西等替代行为;用烟草替代物来释放压力,因为以往吸烟者的手和嘴每天都会很多次重复吸烟的动作,戒烟之后一般不会立即改掉这个习惯性动作,所以可选择一些替代品来帮助克服,如口香糖、牙签等可针对嘴的习惯,铅笔、勺子、咖啡搅拌棒等可针对手的习惯。建立一整套的健康的生活方式,饮食清淡,多吃水果蔬菜;保证睡眠;增加体育锻炼等;戒烟期间应避免酒、浓茶等刺激性饮料与食物。使用辅助戒烟药物,有助于缓解戒断症状。

(4)戒烟后体重增加的处理:戒烟后体重增加是导致戒烟失败的重要原因。其机制包括心理因素和生物学因素。一般戒烟过程中体重会增加3～4kg。在患者开始戒烟时,要提醒患者注意控制饮食,增加运动量,尽可能避免用食物取代对烟草的渴望。戒烟药物的使用有助于延缓体重增加。

(5)"帮助患者戒烟"相关资源:①中国疾病控制中心控烟办公室戒烟热线:010 – 59361502;中国疾控中心控烟办公室戒烟网站 www. tobaccocontrol. com. cn;②中国控制吸烟协会 www. catcprc. org. cn;③中国健康教育中心戒烟热线:400 – 810 – 5180。

4.药物干预

世界卫生组织和2008 年美国戒烟指南建议,治疗烟草依赖,除存在禁忌症或缺乏有效性充分证据的某些人群[如妊娠女性、无烟烟草使用者、轻度吸烟者(每日吸烟量少于 10 支)、青少年]以外,临床医师应鼓励所有尝试戒烟的患者使用戒烟药物。

目前,许多欧美和亚太国家和地区都将烟草依赖作为一个独立的疾病,并将戒烟药物纳入医保报销目录,如澳大利亚、爱尔兰、英国、日本、比利时、西班牙、加拿大、美国、韩国、法国等。这些国家的实践表明:将戒烟服务作为公共补偿的一部分,对降低与烟草有关的疾病负担能起到积极和促进的作用。

一线戒烟药物包括伐尼克兰、尼古丁替代治疗(NRT)相关制剂、安非他酮。具体使用方法见附表5。

伐尼克兰

伐尼克兰是非尼古丁类药物,也是一种高选择性 $\alpha_4\beta_2$ 乙酰胆碱受体部分激动剂,对该受体有独特的双向调节作用。其激动作用可缓解吸烟者对尼古丁的渴求和戒断症状,而同时其拮抗作用又能阻止尼古丁与大脑内受体的结合,从而减少吸烟的快感,降低对吸烟的期待,减少复吸的可能性。在合并心血管疾病吸烟者中的疗效和安全性已经得到证实。与安慰剂相比,其 6 个月持续戒烟率为 33.2%(95% CI 28.9 ~ 37.8)。随机对照研究显示,伐尼克兰治疗 1 年持续戒烟率分别为 NRT 和安非他酮的 1.31 倍和 1.52 倍。

尼古丁替代治疗(NRT)

制剂中的尼古丁递送至大脑的速度比吸烟时慢且剂量小,从而使吸烟者大脑中烟碱乙酰胆碱受体(nicotinic acetylcholine receptors,nAChRs)产生"脱敏作用",使用一段时间后,戒烟者对尼古丁摄取量逐渐降低,进而戒除烟瘾。多项临床试验证实,与安慰剂相比,尼古丁吸入剂、贴剂和口香糖持续 6 个月或更长时间的戒断率分别为 24.8%(95% CI 19.1 ~ 31.6)、23.4%(95% CI 21.3 ~ 25.8)和 19%(95% CI 16.5 ~ 21.9)。目前有关 NRT 对心血管疾病患者安全性研究数据,包括随机对照研究、实效研究和观察性研究均一致证实 NRT 无安全性问题。即使使用高剂量 NRT 药物的患者同时吸烟,短期也未发现心血管系统不良反应。

安非他酮

安非他酮是一种氨基酮,增加伏隔核和蓝斑部位的神经突触间隙去甲肾上腺素(NE)、5 - 羟色胺(5 - HT)及多巴胺(DA)的浓度,降低吸烟者对尼古丁的渴求,同时不引起戒断症状。与安慰剂相比,使用安非他酮 6 个月的持续戒断率为 24.2%(95% CI 22.2 ~ 26.4)。到目前为止,没有研究显示安非他酮用于戒烟治疗时会增加心血管事件的发生率。

联合治疗

单用一种戒烟药物疗效不佳时,长效制剂和短效制剂可以联合应用。包括:①长程尼古丁贴片(>14 周) + 其他 NRT 类药物(如咀嚼胶和鼻喷剂)。②尼古丁贴片 + 尼古丁吸入剂。③尼古丁贴片 + 盐酸安非他酮(证据等级为A)。尼古丁替代治疗药物和伐尼克兰是否能够联用存争议,主要是疗效不明确,但安全性已得到证实。

5. 随访和复吸处理

研究显示,我国急性冠状动脉综合征患者 6 个月持续戒烟率为 64.6% ,复吸率为 38.1% ,与国外相关研究结果相似。复吸主要原因是:渴求,占90.32% ;其他原因,占 9.68% 。尼古丁依赖评分 4 分以上是预测患者复吸的独立危险因素。出院后 2 个月内是患者复吸的高发时间(21)。因此,随访是戒烟干预的重要内容。

随访建议:

随访时间:至少 6 个月;

随访频率:在戒烟日之后的第 1 个星期、第 2 个星期和第 1 个月、第 3 个月和第 6 个月,总共随访次数不少于 6 次;

随访形式:戒烟者到戒烟门诊复诊、电话、短信或邮件形式;

随访内容:了解戒烟情况,就以下问题进行讨论:①戒烟者是否从戒烟中获得了益处;获得了什么益处,如咳嗽症状减轻、形象改善、自信心增强等;②在戒烟方面取得了哪些成绩,如从戒烟日起完全没有吸烟、戒断症状明显减轻、自己总结的一些戒烟经验等;③在戒烟过程中遇到了哪些困难,如烦躁、精神不集中、体重增加等;如何解决这些困难;④戒烟药物的效果和存在的问题;⑤在今后可能遇到的困难,如不可避免的吸烟诱惑、戒烟意识的松懈等。

6.戒烟处方(见流程图1)

第一步(询问):每次就诊询问患者烟草使用情况及被动吸烟情况;

第二步(建议):使用清晰强烈的个性化语言,积极劝说每一位吸烟患者戒烟,如:戒烟是保护身体健康最重要的事情;

第三步(评估):评估尝试戒烟的意愿,评估烟草依赖程度。戒烟动机和决心大小对戒烟成败至关重要,只有在吸烟者确实想戒烟的前提下才能够成功戒烟。对于那些还没有决定戒烟的吸烟者,不能强迫他们戒烟,而是提供动机干预。

第四步:对于有戒烟意愿的患者

重点放在帮助制订戒烟计划、处理出现的戒断症状、指导使用辅助戒烟药物、监测戒烟药物治疗效果和不良反应、咨询指导服务、提供给患者戒烟药物资料和戒烟自助资料等,并安排随访。

第五步:对于没有戒烟意愿的患者

采用"5R"法进行干预:包括强调健康相关性(relevance)、危害(risk)、益处(rewards)、障碍(roadblocks)和重复(repetition)。

第一步(相关):将戒烟的理由个性化(例如:自身健康状况,影响疾病预后等),使吸烟者明白戒烟是与个人密切相关的事;

第二步(风险):与吸烟者分析吸烟的短期、长期危害及被动吸烟的危害,强调与其个人关系最大的危险;所谓的"淡烟"、"低焦油"烟并不能避免吸烟的危害;

第三步(获益):帮助吸烟者充分认识戒烟能带来的切身益处;

第四步(障碍):引导吸烟者了解戒烟过程中可能遇到的各种障碍,并教授处理技巧,例如:信心不足、缺乏支持、体重增加、出现戒断症状等;

第五步(重复):在每次接触中反复重申建议,不断鼓励吸烟者积极尝试戒烟。促使患者进入戒烟思考期和准备期,开始给予患者戒烟行为指导。

7.吸烟患者分层管理建议

表4　吸烟患者分层管理

戒烟史	不曾戒过	有干戒史复吸状态
合并1个心血管危险因素	健康教育 行为指导	戒烟药物治疗 行为指导
合并2个以上心血管危险因素,或 合并冠心病,冠心病等危症	戒烟药物治疗 行为指导	戒烟药物治疗 行为指导 密切观察

注:除吸烟外的心血管危险因素包括:高脂血症、高血压、糖尿病、肥胖、代谢综合征。冠心病等危症包括:脑卒中、糖尿病、腹主动脉瘤、下肢动脉狭窄、颈动脉狭窄、肾动脉狭窄等。

建议:

(1)临床医生在门诊或病房诊疗中,应常规询问患者吸烟史和被动吸烟史(证据水平B),或使用呼出气一氧化碳(CO)检测仪(<10 ppm 判断为未吸烟)判断患者是否吸烟。对吸烟患者,应询问吸烟年限、吸烟量和戒烟的意愿,评估烟草依赖程度,记录在病历上或者录入信息系统。在病历中标明吸烟者戒烟思考所处的阶段,符合诊断者明确诊断"烟草依赖综合征"。提供戒烟咨询和戒烟计划。

(2)在戒烟的健康获益方面,戒烟药物是能够挽救生命的有效治疗手段,结合行为干预疗法会提高戒烟成功率。基于戒断症状对心血管系统的影响,首先建议接受冠状动脉介入治疗、冠状动脉旁路移植术以及心肌梗死的吸烟患者使用戒烟药物戒烟,以减弱神经内分泌紊乱对心血管系统的损害。

(3)建议所有患者应该避免暴露在工作、家庭和公共场所的环境烟草烟雾中。

流程图1

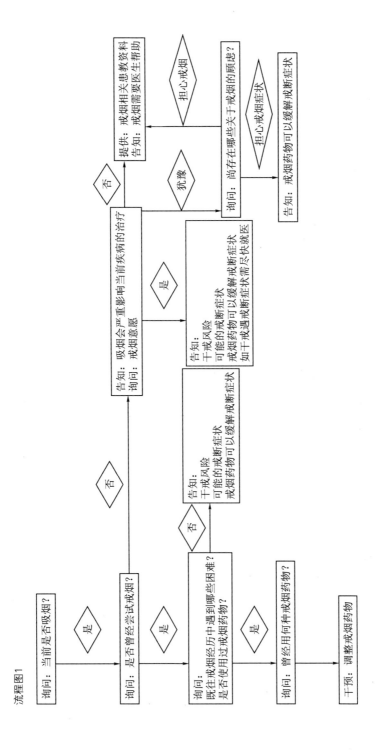

表 5　一线戒烟治疗药物

药物	证据等级	剂型	慎用/禁忌	副作用	剂量	疗程	使用方法	获取途径
尼古丁贴片	A	16 h/贴 24 h/贴	年龄<18岁患者,吸烟<10支/日患者,怀孕或哺乳期妇女,心肌梗死后近期(2周内)、严重不稳定型心律失常,不稳定型心绞痛患者,药物控制不佳的高血压患者,对胶带过敏或有皮肤病的患者应慎用	局部皮肤反应(轻度可耐受),心悸,失眠,头晕,多梦(对于有睡眠障碍的患者可在睡前撕去贴片或使用16小时剂型)	15 mg 10 mg 5 mg/16 h 21 mg 14 mg 7 mg/24 h 不同剂量的贴片可用于不同剂量的推荐给药方案,应根据患者的特点(如以前的用药经验,吸烟量和尼古丁依赖程度等)个体化用药	12周(为避免复吸可视情况延长时间)	撕去保护纸后迅速将其粘贴干躯干或四肢清洁、干燥、无毛、没有伤口的部位,同时紧压10~20秒,粘新贴片时需更换部位	非处方药
尼古丁咀嚼胶	A	2 mg/片 4 mg/片	年龄<18岁患者,吸烟<10支/日患者,怀孕或哺乳期妇女,心肌梗死后近期(2周内)、严重不稳定型心律失常,不稳定型心绞痛患者,药物控制不佳的高血压患者应慎用	下颌关节疼痛,消化不良,恶心,打嗝,心悸(大多短暂且轻微,若使用正确的咀嚼方法可以避免或减轻)	FTND评分≤6或吸烟支数≤20支/日:2 mg FTND评分>6或吸烟支数>20支/日:4 mg 1~6周:每1~2小时1片,8~12片/日(不超过24片/日)	≥12 周	为预防尼古丁戒断症状或有吸烟欲望时使用,每次1片,置于颊和牙龈之间,缓慢、间断咀嚼,30分钟后尼古丁可全部释放。咀嚼前15分钟内避免饮用酸性饮料如咖啡、果汁和无醇饮料,咀嚼时避免进食或饮水	非处方药

续表

药物	证据等级	剂型	慎用/禁忌	副作用	剂量	疗程	使用方法	获取途径
盐酸安非他酮	A	150 mg/片	有癫痫病史、贪食症、厌食症，14天内曾用单胺氧化酶抑制剂，现服用含有安非他酮成分药物患者禁用	口干、易激惹、失眠、头痛、眩晕	1～3天:150 mg 1日1次，4～7天，第8天起:150 mg 1日2次，戒烟前1周开始用药，对于重度尼古丁依赖的吸烟者，联合应用NRT类药物可增加戒烟效果）	7～12周	口服	处方药
伐尼克兰	A	0.5 mg/片 1.0 mg/片	对患有严重精神神经疾病患者的安全性和有效性尚未确定，有严重肾功能不全患者（肌酐清除率<30 mL/min）慎用	恶心（轻到中度多可耐受）、口干、腹胀、便秘、多梦、睡眠障碍	戒烟前5～7天:0.5 mg 1日1次，戒烟前1～3天:0.5 mg 1日2次，从服药第8天起:1 mg 1日2次（戒烟日前1至2周开始治疗，不推荐与NRT药物联合使用）	12周（也可再治疗12周，同时考虑减量）	口服	处方药

注:本表中的信息是不全面的。其他信息包括安全性信息建议阅读药品说明书。尼古丁吸入剂、尼古丁喷雾剂和尼古丁含片国内没有上市，本表没有列出。

参考文献

[1] 武阳丰. 我国心脑血管病流行病学研究的主要进展. 心血管病学第一辑. 高润霖,胡大一主编:. 9 – 11.

[2] Kanitz MG, Giovannucci SJ, Jones JS, Mott M. Myocardial infarction in young adults: risk factors and clinical features. The Journal of emergency medicine. 1996,14(2):139 – 45.

[3] Teo KK, Ounpuu S, Hawken S, Pandey MR, Valentin V, Hunt D, Diaz R, Rashed W, Freeman R, Jiang L, Zhang X, Yusuf S, Investigators IS. Tobacco use and risk of myocardial infarction in 52 countries in the INTERHEART study: a case – control study. Lancet. 2006,368(9536):647 – 58.

[4] Mishkel GJ MA, Markwell S, Shelton ME. Correlates of late and very late thrombosis of drug eluting stents. Am Heart J 2008,156(1):141 – 7.

[5] Hasdai D, Garratt KN, Grill DE, Lerman A, Holmes DR, Jr. Effect of smoking status on the long – term outcome after successful percutaneous coronary revascularization. The New England journal of medicine. 1997,336(11):755 – 61.

[6] Goldenberg I, Jonas M, Tenenbaum A, Boyko V, Matetzky S, Shotan A, Behar S, Reicher – Reiss H, Bezafibrate Infarction Prevention Study G. Current smoking, smoking cessation, and the risk of sudden cardiac death in patients with coronary artery disease. Archives of internal medicine. 2003,163(19):2301 – 5.

[7] Wilson K, Gibson N, Willan A, Cook D. Effect of smoking cessation on mortality after myocardial infarction: meta – analysis of cohort studies. Archives of internal medicine. 2000, 160(7):939 – 44.

[8] 朱中玉,牛振民,陈岩,等. 冠心病患者冠状动脉介入治疗后吸烟对临床预后的影响 [J]. 中华心血管病杂志,2009,37(9):777 – 9.

[9] Van Domburg RT, Meeter K, van Berkel DF, Veldkamp RF, van Herwerden LA, Bogers AJ. Smoking cessation reduces mortality after coronary artery bypass surgery: a 20 – year

follow – up study. Journal of the American College of Cardiology. 2000,36(3):878 – 83.

[10] Hallstrom AP, Cobb LA, Ray R. Smoking as a risk factor for recurrence of sudden cardiac arrest. The New England journal of medicine. 1986,314(5):271 – 5.

[11] Doll R, Peto R, Wheatley K, Gray R, Sutherland I. Mortality in relation to smoking: 40 years' observations on male British doctors. Bmj. 1994,309(6959):901 – 11.

[12] Thun MJ MD, Day – Lally C, Namboodin MM, Calle EE, Flanders WD, Adams SL, Heath CW. Age and the exposure – response relationships between cigarette smoking and premature death in Cancer Prevention Study II. Changes in Cigarette – Related Disease Risks and Their Implications for Prevention and Control. Smoking and Tobacco Control Monograph No. 8. 1997,383 – 413.

[13] He J, Vupputuri S, Allen K, Prerost MR, Hughes J, Whelton PK. Passive smoking and the risk of coronary heart disease—a meta – analysis of epidemiologic studies. The New England journal of medicine. 1999,340(12):920 – 6.

[14] Lightwood JM, Glantz SA. Declines in acute myocardial infarction after smoke – free laws and individual risk attributable to secondhand smoke. Circulation. 2009, 120 (14): 1373 – 9.

[15] How Tobacco Smoke Causes Disease: The Biology and Behavioral Basis for Smoking – Attributable Disease: A Report of the Surgeon General. Centers for Disease Control and Prevention (US); National Center for Chronic Disease Prevention and Health Promotion (US); Office on Smoking and Health (US). 2010.

[16] Stead LF, Buitrago D, Preciado N, Sanchez G, Hartmann – Boyce J, Lancaster T. Physician advice for smoking cessation. The Cochrane database of systematic reviews. 2013,5: CD000165.

[17] Stead LF, Perera R, Bullen C, Mant D, Hartmann – Boyce J, Cahill K, Lancaster T. Nicotine replacement therapy for smoking cessation. The Cochrane database of systematic reviews. 2012,11:CD000146.

[18] 姜垣魏,陶金,等. 中国六城市医生吸烟状[J]. 中国健康教育,2005,21(6):403 – 7.

［19］Hughes JR. Effects of abstinence from tobacco: etiology, animal models, epidemiology, and significance: a subjective review. Nicotine & tobacco research : official journal of the Society for Research on Nicotine and Tobacco. 2007,9(3):329 – 39.

［20］Tonstad S, Farsang C, Klaene G, Lewis K, Manolis A, Perruchoud AP, Silagy C, Van Spiegel PI, Astbury C, Hider A, Sweet R. Bupropion SR for smoking cessation in smokers with cardiovascular disease: a multicentre, randomised study. Eur Heart J. 2003,24 (10):946 – 55.

［21］丁荣晶,傅媛媛,王桂莲,等. 急性冠脉综合征患者吸烟现状及简短干预效果评价 [J]. 中华内科杂志, 2010,1(49):32 – 4.

2015年中国控烟履约进展报告

2015 年,中国积极推进控烟履约工作。在《烟草控制框架公约》(以下简称《公约》)履约工作部际协调领导小组的统一领导下,各有关部门根据职责认真落实《中国烟草控制规划(2012—2015 年)》,各级政府部门对控烟工作更加重视,民间组织控烟活动更加活跃,全社会支持控烟的氛围逐步形成。可以说,2015 年是近年来中国控烟履约出台政策举措最多、措施最严厉、环境变化最显著的一年。

一、政府主导推动控烟履约工作,一系列法律法规及政策措施相继出台或正在积极推进

(一)一系列与控烟履约相关的法律法规及政策措施相继出台

修订实施新《广告法》,广泛禁止烟草广告。2015 年 4 月,新修订的《广告法》正式颁布,9 月 1 日开始实施。新修订的《广告法》明确规定:"禁止在大众传播媒介或者公共场所、公共交通工具、户外发布烟草广告。禁止向未成年人发送任何形式的烟草广告。"与修订前相比,新《广告法》进一步限制了烟草广告的传播范围,不再列举公共场所以及大众传播媒介的类别。此外,

还禁止利用其他商品或者服务的广告、公益广告,宣传烟草制品名称、商标、包装、装潢以及类似内容。烟草制品生产者或者销售者发布的迁址、更名、招聘等启事中,不得含有烟草制品名称、商标、包装、装潢以及类似内容。此举被世界卫生组织认为是"政府为保护公众免受烟草使用成瘾之危害所采取的最具成本效益性的措施之一"。提高卷烟税率,抑制烟草消费。经国务院批准,从 2015 年 5 月 10 日起,提高卷烟消费税。甲、乙类卷烟批发环节从价税税率由 5% 提高至 11%,同时加征从量税 0.005 元/支。在提高税率的同时,国产卷烟和进口卷烟批发环节平均销售价格提高 6%,建议零售价格也同步提高,实行"提税顺价"。此次税收调整使得中国卷烟流转税税负水平提高了 8%,税收占零售价的比重达到 65.6%。正如《公约》第 6 条所指出的,"价格和税收措施是减少各阶层人群特别是青少年烟草消费的有效和重要手段"。自《公约》在我国生效的 2006 年至 2015 年,国内卷烟加权平均零售价格从 5.08 元/盒(20 支)增加到 12.57 元/盒(20 支),年均增长 10.59%。

强化卷烟包装标识警示力度,警示效果不断提高。2015 年 12 月,国家烟草专卖局与国家质检总局联合修订出台了《中华人民共和国境内卷烟包装标识的规定》。新规定要求,健康警语内容增加为三组,且所占面积由过去主要可见部分不少于 30% 调整为"不应小于其所在面的 35%",加大警语字体、增强警语区内文字与警语区背景色差值。同时,新规定还要求,卷烟包装体上及内附说明中禁止使用误导性语言,"低危害""淡味""柔和""低焦油"等描述用语均禁止使用。国家局于 2015 年年初先行对部分卷烟包装标识进行调整,对"红金龙"(软长城)、"黄金龙"(硬)、"芙蓉"(黄)、"大丰收"(软)、"中南海"(浓味)、"红山茶"(软)等 6 个卷烟规格实行扩大警语占用面积、加大警语字体、增强颜色对比度并印制"请勿在禁烟场所吸烟"警示标识等措施,以增强包装标识的警示效果。

（二）一系列与控烟履约相关的法律法规正在酝酿过程中

《公共场所控制吸烟条例》被列入国务院预备立法项目。2015年9月，国务院办公厅印发《国务院2015年立法工作计划》，《公共场所控制吸烟条例》位列其中。此前，国务院法制办已将由卫计委起草的《公共场所控制吸烟条例（送审稿）》及起草说明全文公布，并于2014年11月24日至12月23日公开征求社会各界的意见和建议。根据该送审稿，国内未来所有室内公共场所一律禁止吸烟，且体育、健身场馆的室外观众座席、赛场区域，公共交通工具的室外等候区域等全面禁烟。同时，以未成年人为主要活动人群的公共场所的室外区域，高等学校的室外教学区域，妇幼保健机构、儿童医院、妇产医院的室外区域全面禁止吸烟。该文件指出，凡是没有设立吸烟点的公共场所室外区域，均属于全面禁止吸烟的场所。除对公共场所吸烟进行严格限定外，该送审稿还特别要求，烟草制品生产者应在包装上印有文字和图形警示，且图形警示面积不得小于包装面积的一半。《慈善法》涉及烟草捐赠内容征询各方意见。在《慈善法（草案）》的酝酿过程中，涉及烟草捐赠赞助条款引起了广泛讨论，各方面都充分表达了各自的立场及建议。经过充分酝酿和沟通交流，目前《慈善法》已在十二届全国人大四次会议上表决通过，并将于2016年9月1日起施行。《慈善法（草案）》中关于烟草捐赠的内容为"任何组织和个人不得利用慈善捐赠，宣传烟草制品及其生产者、销售者等法律法规禁止宣传的事项"。第二次修改稿为："任何组织和个人不得利用慈善捐赠，以任何方式宣传烟草制品及其生产者、销售者以及法律法规禁止宣传的其他产品和事项。"最终涉及烟草捐赠赞助的内容确定为："任何组织和个人不得利用慈善捐赠违反法律规定宣传烟草制品，不得利用慈善捐赠以任何方式宣传法律禁止宣传的产品和事项。"

《互联网广告监督管理暂行办法》发布征求意见稿，拟禁止利用互联网发布烟草广告。在国家工商总局发布的《互联网广告监督管理暂行办法（征求意见稿)》第十八条中明确规定:"禁止利用互联网发布处方药、烟草的广告。各类网站不得采用任何形式链接处方药生产销售企业、烟草生产销售企业自有网站、网页,搜索引擎网站不得为此类网站、网页提供付费搜索广告服务。"

(三)政府机关和国家公务人员积极践行和推动控烟履约相关工作

开展无烟场所创建活动,政府机关发挥示范引领作用。为进一步强化示范效应,重点针对政府机关、医院、学校开展创建"无烟单位"活动,尤其是大力推动领导干部带头在公共场所禁止吸烟,创建"无烟政府"。目前全国共有北京、上海、河南、湖北、广西、河北6个省(市、区)带头在全省(市、区)党政机关创建"无烟政府"。其中,北京市要求,市和区、县人民政府加强对控制吸烟工作的领导,将控制吸烟工作纳入国民经济和社会发展规划,保障控制吸烟工作的财政投入,推进控制吸烟工作体系建设。开展控烟示范单位的创建活动,要求示范单位室内、室外都禁止吸烟,全市计划建设300个控烟示范单位。

"两会"代表、委员积极提交与烟草控制有关的建议、提案。2015年"两会"期间,全国人大代表、政协委员共提交9件关于烟草控制的建议(3件)和提案(6件),占所有与烟草行业有关建议和提案总数的三分之二。其内容主要涉及以下方面:加大力度,尽早实现我国室内公共场所全面禁烟;卷烟产品采用全警示包装,有效削弱烟盒广告效应,减少烟草消费;烟盒印制警示图案让烟草远离青少年;提高我国烟草税收和卷烟零售价格,并将烟草税收的一部分(20%)补贴卫生经费或医保基金;加强对电子烟的监督管理;烟草行业政企分开等。

(四)地方出台控烟法规渐趋广泛和严格

截至2015年年底,全国共有18个城市在《公约》生效后制定实施了控烟相关立法,对室内公共场所禁止吸烟做出规定。2014—2015年,北京、西宁、深圳、兰州、长春、唐山、福州7个城市出台了新的控烟立法。此外,2015年,杭州市人大常委会评估组提交立法后评估报告建议修改《杭州市公共场所控制吸烟条例》;上海市控烟条例修订已被列入人大立法预备项目。

自2015年6月1日起施行的《北京市控制吸烟条例》是目前中国最严格的一部地方性控烟法规。世界卫生组织驻华代表评价其"是中国烟草控制的重大突破,为其他地方性无烟立法的制定或修订设立了新的标杆。"该条例规定,公共场所、工作场所的室内区域以及公共交通工具内禁止吸烟;诸如幼儿园、中小学校、妇幼保健机构、儿童医院等公共场所、工作场所的室外区域禁止吸烟。违者将被处以个人最高200元,单位最高10 000元的罚款。为了推动该条例的实施,北京市动员上万名志愿者参与控烟监督和劝阻、宣传,并于2015年11月底全面启动"每周三,来控烟"控烟志愿行动。据中国控烟协会调查显示,北京公共场所无烟环境明显好转,公众对该条例的知晓率由43.43%提高到82.64%,对控烟的满意度由42.26%提高到81.3%。截至2015年11月底,北京市公共场所吸烟人数比例由11.3%下降到3.8%,共有217家单位和98人因违规吸烟受到处罚,累计罚款57万余元。由于北京市在控烟方面所做的努力和取得的成效,世界卫生组织授予北京市政府"世界无烟日奖",北京最严控烟行动入选由健康时报社发起评选的2015年十大健康新闻。

二、民间组织积极参与和影响控烟活动,成为推动中国控烟履约的重要力量

(一)推动国家层面公共场所控烟立法及实施图形警示上烟包,成为民间控烟组织目前着力追求的重点目标

鉴于由卫计委起草的《公共场所控制吸烟条例(送审稿)》已报送国务院,并被列入国务院预备立法项目,2015年民间控烟组织明显加大全国性的研究和调查工作的强度,力图搜集更多我国烟草流行相关数据,并通过多渠道发声,为推动通过国家层面的公共场所控烟立法提供更多的信息支撑。

2015 年 8 月,《2013—2014 中国部分城市成人烟草调查报告》公开发布。该报告是由美国疾病控制预防中心（CDC）、国际防痨和肺部疾病联合会以及艾默瑞大学提供资金支持,中国疾病预防控制中心在北京、天津等 14 个城市开展烟草流行调查的基础上形成的。该报告建议推动地方和国家层面的全面控烟立法,使无烟公共场所成为社会常态;完善戒烟服务体系,提高烟草制品价格等。

2015 年 10 月,世界卫生组织、国际烟草控制政策评估项目（ITC 项目）和中国疾病预防控制中心联合发布了《中国无烟政策——效果评估及政策建议》。根据其调查,中国无烟政策获得了相对高的群众包括吸烟者支持:在每个调查城市,接近或超过一半吸烟者支持室内工作场所全面禁烟,三分之一以上的吸烟者支持餐厅完全禁烟。该报告称其研究证明"中国迫切需要全国性无烟立法",建议尽快通过并实施《公共场所控制吸烟条例（送审稿）》。

2015 年 12 月,中国疾病预防控制中心发布了《2015 中国成人烟草调查报告》。报告建议尽快通过国家级全面无烟法规;进一步提高卷烟税率,降低烟草消费;强化控烟宣传,力推图形警示上烟包;落实新《广告法》、完善《慈善法》,全面禁止烟草广告、促销和赞助;加强戒烟服务网络建设,提高戒烟能力等。

（二）持续开展控烟大众传播活动,媒体积极参与和配合引导社会舆论

媒体优秀控烟作品评选是中国烟草控制大众传播活动的重要策略之一。2015 年,参加优秀控烟作品评选活动的总量达 11 084 部,控烟作品范围越来越广,内容从单纯的烟草危害扩展到控烟立法、公共场所禁烟、烟草广告、烟盒包装警示等,报道频率不断增加,深度报道、新闻专题的比重不断上升。截至 2015 年,由中国健康教育中心承办的中国烟草控制大众传播活动已经持续了 7 年,通过组织系列活动,形成了强大的传播合力,在推进公共政策、引导公众舆论等方面发挥了积极作用。

（三）大力推广无烟企业项目合作，不断扩大影响力

"无烟城市共创无烟企业项目"由美国艾默瑞大学全球健康研究所中国控烟伙伴项目、美国国家癌症研究所和中国民间控烟机构新探健康发展研究中心共同发起，并设立"无烟企业奖"。该项目旨在保护非吸烟者免受公共场所的"二手烟"暴露，并支持吸烟者戒烟。来自鞍山、长春、杭州、克拉玛依、青岛、唐山6个城市的21家知名企业分别获得"最佳无烟企业奖""最佳无烟政策实施奖""最佳无烟政策执行奖""最佳戒烟支持奖"4个奖项。该项目在中国大量争取企业人员支持控烟，截至2015年9月，已招募了240多家企业超过40万名员工的支持。该项目还积极向企业提供关于控烟的宣传培训，在各地大力推广无烟企业项目合作，不断改善项目成果。

（四）中国控烟协会完成换届，卫生教育法律等各界人士共同参与

2015年10月，中国控烟协会召开第五届会员代表大会，原卫生部副部长、第四届会长黄洁夫离任，心血管病专家、北大人民医院心血管病研究所所长胡大一当选第五届会长。胡大一表示，第五届会员将进一步发挥协会优势，协助加快控烟法制建设步伐，推动控烟走上法治化管理的轨道，并促进全社会控烟工作的广泛深入开展。同时，应把控烟作为一个新的学科，建立控烟大数据库。

（五）国际合作及国外基金资助更加深化，力图影响国内控烟政策

国外尤其是美国的一些非政府组织和慈善基金，对中国的一些民间组织及其所开展的控烟活动给予大力资金支持。国外基金资助的中国控烟项目，更多地关联到政府主管的卫生事业单位、高等院校、研究机构，并力图通过游说各级政府工作人员、人大代表及政协委员等，以达到影响控烟政策的目的。据不完全统计，截至2015年12月底，仅布隆伯格基金会及比尔及梅琳达·盖茨基金会两家基金会在中国累计资助94个控烟项目，总经费超过5 015万美元，仅2015年资助项目就达12个，总经费约为775万美元，重点为公共场所

控烟提供立法支援。

三、烟草行业认真贯彻落实《公约》规定的责任和义务,积极推动控烟履约工作

烟草行业在履约工作部际协调领导小组的统一领导下,强化责任担当,统筹烟草控制与行业发展的关系,坚持烟草控制做减法,在控烟履约方面开展了卓有成效的工作。

(一)全行业认真执行经国务院批准的卷烟提税顺价重大决策,加大调控力度,减缓生产进度,均衡商业批发,实现卷烟零售价格顺价到位

2015 年,全国卷烟销量比上一年减少 600.5 亿支,降幅为 2.36%,有效达到了通过提高税收和价格来控制烟草的目的。同时,减少供给,2015 年比2014 年卷烟生产减少 228.5 亿支,下降 0.88%;烟叶生产及收购量同比减少 5万吨,下降 2.22%。

(二)坚持以维护消费者利益为着力点,认真履行降焦减害提高品质的行业责任

稳步推进降焦减害工作,卷烟焦油加权平均值和卷烟危害性指数持续降低。坚持履行《公约》关于加强烟草制品成分管制和披露的规定,强化烟草制品质量监督,提高对添加剂、原辅材料和烟草制品内在成分、燃烧释放物的检测检验能力。组织对烟用添加剂、烟用接装纸、烟用香精香料、卷烟纸等物品的市场监督检查和专项检测工作,确保添加剂及材料的安全使用。

(三)认真履行《公约》第 15 条"烟草制品非法贸易"相关要求,持续保持打击烟草制品非法贸易高压态势

充分发挥烟草与公安、海关、工商等部门联合打假打私工作机制作用,保持高压态势,强化综合治理,部署开展专项整治"百日行动",坚决遏制假烟和走私烟势头。全年查处案值 5 万元以上案件 2 966 起,破获国际网络案件 992

起,收缴制假烟机 293 台,查获烟丝烟叶 1.42 万吨、假烟 15.72 万件、走私烟 7.62 万件,依法拘留 7 486 人、追究刑事责任 4 187 人。切实加强卷烟零售市场监管特别是互联网涉烟监管工作,组织开展有针对性的零售市场专项清理行动,有效遏制利用互联网进行涉烟违法犯罪行为逐步蔓延的势头。全国非法卷烟占国内市场的比重控制在 4% 以内,保持全球领先水平。

(四)下发《国家烟草专卖局、中国烟草总公司关于严格贯彻落实修订后广告法的通知》,加强对新修订《广告法》的宣传培训和贯彻落实

同工商部门密切配合、依法行政,提前主动自查整改,切实强化行业自我约束和监管,采取切实有效措施,不折不扣贯彻落实新《广告法》的各项规定。

(五)坚决贯彻落实《关于领导干部带头在公共场所禁烟有关事项的通知》精神

各级领导干部带头加强自律,严格规范行为,带头做好公共场所禁烟各项工作。国家局机关带头建设无烟办公楼,以实际行动认真落实北京市公共场所禁烟的各项规定。

(六)采取措施防止未成年人接触烟草

认真履行《公约》关于禁止向未成年人销售和由未成年人销售烟草制品的规定,禁止在境内设立自动售烟机。明确要求烟草配送企业及所辖范围的卷烟零售客户在柜台的醒目位置摆放"禁止中小学生吸烟,不向未成年人售烟"的警示牌,自觉做到不向未成年人出售卷烟,并将其作为专卖管理的一项重要内容加强监督检查。此外,与宋庆龄基金会合作,连续开展"太阳花杯"劝阻青少年吸烟系列公益活动,加强对青少年自觉不吸烟的宣传、教育和引导,取得了良好社会效果。通过近些年社会各界在控烟履约方面的积极努力,据中国疾病预防控制中心《2015 中国成人烟草调查报告》及其他资料显示,目前中国烟草使用流行情况呈现以下三个特点:第一,吸烟率整体虽处于较高水平,但呈现出缓慢下降的趋势。2015 年我国成年男性的吸烟率为

52.1%,成年女性的吸烟率为2.7%,整体吸烟的比例为27.7%。与2010年吸烟率28.1%相比,整体略有下降。第二,"二手烟"暴露情况有所改善,公众对于"二手烟"危害的认知不断提高。与2010年相比,室内工作场所的"二手烟"暴露率由63.3%降至54.3%;家中由67.3%降至57.1%;政府大楼从54.9%降至38.1%;医疗机构从36.8%降至26.9%;公共交通工具从34.1%降至16.4%,中小学(室内和室外)从34.6%降至17.2%;餐馆从87.6%降至76.3%。第三,吸烟者戒烟行为变化不明显,但戒烟服务水平有所提高。在所有每日吸烟者中,已戒烟的比例为14.4%,与5年前相比无明显变化。吸烟者计划在未来1年内戒烟的比例为17.6%。同时,医务人员向吸烟者提供戒烟建议的比例超过50%,较2010年增长近1倍。政府支持在全国推广和建设戒烟门诊和戒烟服务热线,引入戒烟干预技术,开展戒烟专业医师资质认证培训,并更新了中国戒烟临床指南。

后记一

　　三月樱花时节，正是落笔成书之际。十余位年青学者，白日悬壶济世，酝酿了整个秋冬寒宵，翻遍古往今来文献，方得此书。抚卷回味，最称意处在于它是如此的与众不同。原本是疾控中心健康教育工作者的任务，它却是由一线临床医生来写，而且弥补以往控烟书不足，在临床方面揭示了吸烟对心血管疾病鲜为人知的危害性，强调了临床医生在控烟行动的重要性。我国在奔小康、走向中等发达国家的同时，也将是迈入心血管病大国高峰时间，因此，提前预警、及时控烟将是切不容缓的行动。

　　从把烟草当药品，到再走下神坛当毒品，人类已经认识了烟草的真面目，但根除其危害性还有很长的路需要走。当年烟草在全世界蔓延，速度惊人之快。而全面开展控烟行动，消灭吸烟不良嗜好，则任重而道远，决不亚于一场战争。

北京大学人民医院　郭继鸿

2017 年 6 月 16 日

后记二

在人类历史中,烟草作为人群普遍伴随物的历史并不长。但是,在所有成瘾性物品中,烟草当之无愧是其中涉及最广的、对人类综合影响最大的一种。老年人依靠烟草排遣无聊与寂寞,中年人使用烟草抵抗疲惫与抑郁,年轻人则通过烟草彰显叛逆与性情。甚至很多特殊群体也难以脱离烟草,君不见很多妊娠或哺乳期妇女仍在吞云吐雾,君不见相当多的医疗、教育工作者也处于烟雾缭绕之中。

烟草危害之重,戒烟工作之艰,想必每一位关注这个话题的读者都会认同。

我国男性吸烟率在全世界位居前列。虽然近年来全社会吸烟率略有下降,但是青少年吸烟、被动吸烟、特殊人群吸烟等问题仍旧是烟草防控的重大课题。在冠心病等心血管疾病罹患人群中,作为二级预防措施之一的戒烟也并未获得有效依从。

烟草防控的复杂,在于其不单是疾病防治的问题,还包括个人心理与文化,以及国家公共卫生以及卫生经济等诸多层面。放眼国际,烟草防控已成为不同国家社会文明的一种尺度。良好的个人生活方式需要远离烟草,而温馨的公共秩序更需要对烟草的节制与防控。

我们希望此书的读者能够从书中各取所需,不论是了解烟草的流行趋势,还是掌握烟草依赖的机制,乃至于从宏观、微观多角度全面领会烟草防控体系。让我们共同携手并进,为全民控烟工作尽一己绵薄之力。

首都医科大学附属北京医院　周玉杰

2017 年 9 月 18 日